CPX
ポケットマニュアル

伊東春樹　監修
ジャパンハートクラブ　編集
田嶋明彦　前田知子　伊東秀崇　著

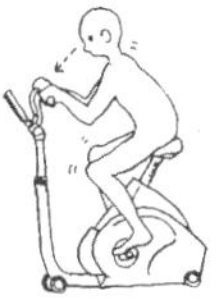

Pocket Manual of
Cardiopulmonary
Exercise Testing

医歯薬出版株式会社

執筆者一覧

●監　修

伊《い》東《とう》春《はる》樹《き》

●編　集

ジャパンハートクラブ

●執筆（執筆順）

伊《い》東《とう》春《はる》樹《き》　榊原記念病院

田《た》嶋《じま》明《あき》彦《ひこ》　帝京大学医療技術学部臨床検査学科

前《まえ》田《だ》知《とも》子《こ》　榊原記念クリニック検査科

伊《い》東《とう》秀《ひで》崇《たか》　東京大学医学部循環器内科

This book was originally published in Japanese
under the title of :

CPX POKETTO MANYUARU
(Pocket Manual of Cardiopulmonary Exercise Testing)

Chief Editor :
ITOH, Haruki
Sakakibara Heart Institute

ISHIYAKU PUBLISHERS, INC
7-10, Honkomagome 1 chome, Bunkyo-ku,
Tokyo 113-8612, Japan

推薦のことば

本書は心肺運動負荷試験（Cardiopulmonary exercise testing：CPX）の原理と方法，臨床的判定等について，極めてわかりやすく要点をついて解説されているポケット版である．

運動負荷試験は，運動によって心臓に負荷をかけ，運動に対する反応から心機能や病態を診断し，定量する方法である．本来，人間をはじめとする動物が有する最も特徴的な運動という基本的な機能を遂行するうえでの心臓の状態を診断し，適切な運動が決定される．

冠動脈硬化に基因する虚血性心疾患や心不全は多くの疾患のなかでも最も重要な疾病であり，診断や治療効果の判定にCPXは極めて有用な方法である．また，適切な運動を継続することによって冠動脈硬化や心不全の予防・改善や生命予後の改善がなされることが確立されており，CPXは心臓リハビリテーションの運動強度の決定にも必須である．

数十年前は，いわゆるマスターの二段階負荷試験が一般的であったが，非定量的であり，呼吸機能等の病態がほとんど考慮されず，日本人にとって9インチという階段の高さが扱いにくいことが多かった.現在では,トレッドミルや自転車エルゴメータという生理的な運動方法に近い機器を用い，呼気のガス分析等による換気やエネルギー代謝を考慮したCPXの方法が提唱されている．また，病態の判定にも多くの理論と方法があり，運動生理学，呼吸生理学等の理解も必要とされる．

本書は，運動生理学の基本的知識から，運動負荷に伴う心肺機能や代謝の変化，また，これらを測定する機器等についてわかりやすく解説され,各種の心疾患の病態,特に虚血性心疾患（心筋虚血）や心不全の病態，治療法の効果に及ぼす影響を高度の部分にまで網羅しており，極めて要点をついているとともに実用的，かつわかりやすく解説されている．運動処方に必要な運動強度や仕事率を決定する際の適切性と安全性についても十分に解説されており，CPXを施行する医療従事者が検査の現場に携行できるポケット版でもあることから，座右の一冊になるであろう．

2020年7月

昭和大学名誉学長　片桐　敬

まえがき

本書の最終校正中の2020年6月22日に，Karlman Wasserman 教授が逝去された（12 March 1927〜22 June 2020）．呼吸生理学者であった彼は，1960年代に心肺運動負荷試験を心疾患に適用しATの概念を完成させ，生命維持の根源であるエネルギー代謝の観点から，換気（外呼吸）－循環－代謝（内呼吸）の連関を明快に示した．これにより，呼吸器疾患，循環器疾患，代謝疾患の病態生理を理解する手掛かりをわれわれに与え，特に循環器疾患の重症度や予後の判定，心不全の病態の理解，運動療法の処方などに不可欠の知識を得ることができるようになり，運動心臓病学の発展に大きく寄与したのである．

私が彼と知り合ったのは，1984年のことであり，彼の米国での教育プログラムに感動し，1991年には東京でPracticum of Cardiopulmonary Exercise Testを開催することを依頼，その後，四半世紀にわたって講習会を開催したのである．彼との30年以上にわたる親交のなかで多くを学び，共にわが国の心肺運動負荷試験の普及・教育に携わることができたのは大きな喜びである．

現在入手可能な心肺運動負荷試験の教科書には，Wasserman 教授らの教科書の和訳である「運動負荷試験とその解釈の原理」，安達仁博士の「CPX・運動療法ハンドブック」などがあるが，本書は初心者が検査時に参照できることを念頭に，具体的な方法論を充実させるとともに，昨今乱れがちな用語に注意しつつ，心肺運動負荷試験をより深く勉強するための入口を示したつもりである．著者らは何れも30年以上の付き合いであり，彼らの努力に感謝する次第である．本書が読者諸君の心肺運動負荷試験理解の一助となれば，これに勝る喜びはない．

2020年7月

伊東春樹

我が師，友であるKarlに捧げる

目 次

I
心肺運動負荷試験（CPX）とは

1—なぜ“心肺運動負荷試験”なのか

ヒトは2本足で歩いて初めてヒトである．動物は動くことを前提とした生物であると同時に，動くことによりその生命が維持される．したがって，各種疾病の病態生理を理解するうえでは，単にベッドに寝ている状態での生理学的指標だけでは不十分で，運動している状態での評価が必要不可欠である．

一方，何らかの原因で「動けない」ことがあると「動かない」状態を引き起こし，そして「動かない」ことが「動けない」ことの原因疾患や併存症を増悪させるばかりでなく，運動器，神経体液性調節系，免疫系，精神の異常を引き起こし，ますます「動けない」ことになる．その結果，フレイルやサルコペニアのような病態を呈し，日常生活動作（ADL；activity of daily living）の低下，QOLの低下，生命予後の悪化を引き起こすのである．すなわち，健常例，心疾患例を問わず，最も強力な予後推定指標が最大運動耐容能である事実は，まさにヒトは動物であり，動けなくなった場合はもはや動物としての根本的要件を満たさなくなるばかりか，その存在自体が危ぶまれることを示している．

この半世紀の間，医療工学・技術の進歩により，臨床生理学や放射線医学の分野に多くの画像診断が導入され，診断精度の向上には目を見張るものがある．しかし，これらのモダリティーのうち，運動中の生理現象を評価することが可能なものは限られている．運動負荷心筋シンチグラムや運動負荷心エコー図などが代表的であるが，その多くは心臓の部品の1つである冠動脈の血流にターゲットを絞った検査法であり，心筋虚血の検出を目的としている．運動負荷心電図検査はその走りであり，1908年のEintovenの論文[1]にさかのぼる．

しかし，生命体維持のための根源的営みであるエネルギー代謝は，複数のシステム，すなわち外呼吸－循環－内呼吸（肺で

表 1-1　運動耐容能からみた心不全の重症度

クラス	重症度	最大酸素摂取量（$\dot{V}O_2$ max）	嫌気性代謝閾値（AT）
A	無症状〜軽症	＞20	＞14
B	軽症〜中等症	16〜20	11〜14
C	中等症〜重症	10〜16	8〜11
D	重症	6〜10	5〜8
E	非常に重症	＜6	＜4

単位は，mL/分/kg.　　（Weber et al, 1982）[3]

のガス交換，循環系での酸素輸送，末梢でのエネルギー産生）と調節系が統合され密接に連関して初めて機能するものである．このエネルギー代謝にかかわる各システムの機能について，運動中を含めて明確にするのが心肺運動負荷試験である．なお本書では Cardiopulmonary Exercise Testing を CPX と略して用いるが，Wasserman 教授らは CPET と略しており，日本循環器学会用語集ではいずれも認められている．

2—心肺運動負荷試験の歴史

1920 年代，ノーベル生理学賞受賞者の Hill，内科学教科書で有名な Harrison らは運動中の代謝やガス交換に関する研究を発表した．1940 年代には Dill らが運動中の嫌気性代謝の閾値を発見し，1960 年代になって Wasserman は “AT；anaerobic threshold”（嫌気性代謝閾値）の概念を提唱した[2]．1985 年，Weber は心不全の重症度分類や病態生理解明のために，血行動態に加えて呼気ガス分析による AT などの代謝指標を導入し，より深く病態に迫る心不全重症度分類（Weber and Janicki 分類）を発表した（**表 1-1**）[3]．

わが国における草分け的な論文としては，1983 年の Matsumura らによる心不全の AT による重症度評価[4]，1989 年の Koike らによる呼気ガス分析による運動中の左室機能評価[5]，1990 年の Itoh らによる呼気ガス分析指標による心不全重症度分類[6] などがある．この頃にはわが国において，自転車エルゴメータによる ramp プロトコール（直線的漸増負荷法）が一般的となり，特に世界に先駆けてトレッドミルでの ramp プロトコールの策定[7]，日本人における基準値や呼気ガス分析データの処理法や解析方法などが確立した．

表 1-2　循環器領域での心肺運動負荷試験（CPX）の目的

1. 症状の鑑別診断 胸痛・動悸・息切れ・呼吸困難，その他の胸部症状 易疲労性，その他運動誘発性の症状
2. 病態解明・重症度評価・予後評価 慢性心不全，虚血性心疾患，心臓弁膜症，心筋疾患，先天性心疾患など
3. 治療効果判定 薬物療法，外科治療，デバイス治療などの効果判定
4. 運動耐容能の評価と運動処方作成 運動療法の運動強度決定 心臓リハビリテーションプログラムの作成 ペースメーカの至適プログラムの決定
5. スポーツ競技や体育，日常活動許可条件の決定 学校，職場における日常活動制限 学童・生徒の体育授業参加条件 循環器疾患患者の競技スポーツ許可条件
6. ライフスタイル変容のための動機づけ 生活習慣改善による効果を定量的に知らせる

CPX の教育活動としては，1991 年から運動処方研究会（現在はNPO 法人ジャパンハートクラブの下部組織）による運動処方講習会が開催されるようになった（2020 年で 66 回開催）．その後，2000 年前後から AT などが心疾患患者の病態解明や重症度評価ばかりでなく，心臓リハビリテーション（以下，リハ）の運動処方における運動強度決定にも利用されるようになって，CPX は一気に普及することとなった．また，最近では，多施設前向き研究による健康な日本人の呼気ガス分析指標のデータベースが集積され，より正確な基準値が利用可能となった[8]．

3―目的（表 1-2）

前述のように，CPX では，動物としてのヒトの生存に不可欠な多くのシステムの機能についての情報が得られる．心疾患についていえば，心筋虚血のみならず，運動中の心血行動態，すなわち心ポンプ機能や血管機能に関する情報を収集することができる．さらに，代謝の舞台となるミトコンドリアに，エネルギー産生に必要な酸素をいかに供給し，どのように利用されるか，言い換えれば，肺の換気とガス交換，循環系での酸素輸送，末梢での酸素利用に関する情報は，個々の運動制限を惹起した原疾患の特定（呼吸器疾患，心疾患，血管疾患，血液疾患，神経筋疾患など），疾病の重症度分類，治療戦略の選定，治療

表 1-3　心肺運動負荷試験（CPX）の適応

1. 運動耐容能の評価
- 機能的障害の判定（酸素摂取量）
- 運動制限因子と病態生理学的メカニズム

2. 運動制限のある患者の鑑別診断
- 心疾患と肺疾患の共存する例での主たる制限因子の決定
- 安静時の検査所見と運動時の症状が一致しない場合
- 初回の運動試験で確定診断できなかった例が呼吸困難を訴えた場合

3. 心血管疾患患者の評価
- 身体分類評価と予後
- 心臓移植適応決定
- 運動処方作成と心臓リハビリテーションのための評価
- ペースメーカの評価・至適プログラムの決定

4. 呼吸器疾患患者の評価
- 機能的障害の評価
- 慢性閉塞性肺疾患

5. 他の運動制限決定因子の評価〔潜在性心臓病（虚血）など〕
- 低酸素血症の評価と酸素処方

6. 標準的な肺機能検査で十分な診断ができないときの客観的評価
- 間質性肺疾患
  - 初期のガス交換異常の発見
  - 全体的なガス交換の評価とモニタリング
  - 低酸素血症の評価と酸素処方
  - 主たる運動制限因子の決定
  - 薬物治療による副作用
- 肺血管疾患（慎重なリスク分析）
- 嚢胞性線維症
- 運動誘発性気管支痙攣

7. 特定の臨床応用
- 各種手術前の評価
  - 肺切除手術
  - 高齢者での開腹手術
  - 肺気腫，肺切除術
- 呼吸器リハビリテーションのための運動の評価と処方
- 障害・損傷の評価
- 肺，心肺移植のための評価

（米国胸部疾患学会・米国胸部内科学会，2003[9)]を一部改変）

効果の判定などに資するものである．現在，CPXは患者ばかりでなく，健常例やアスリートの体力測定，トレーニング指導，運動処方，運動競技への参加許可条件など，極めて多くの分野で利用されている．

4―適応

表 1-3 に米国胸部疾患学会/米国胸部内科学会のガイドライン[9)]をもとに，具体的な適応を示す．

I

1）運動耐容能の評価

いうまでもなく運動耐容能は，患者のADL，QOLの指標の1つであり，健常例をはじめ，多くの疾患群の生命予後の指標である．循環器系，特に心臓の本来の使命である酸素輸送の立場から，心機能障害の判定ならびに運動制限を起こす呼吸器系や骨格筋などの末梢組織の病態生理の解明に役立つ．

2）運動制限のある患者の鑑別診断

労作時の息切れや易疲労感は，外来受診者の主訴の多くを占めるが，その疾患特異性（例：「息切れ＝呼吸器疾患」）は極めて低い．そうした中，CPXは心疾患または呼吸器疾患，肺血管疾患などの鑑別診断に役立つ．さらにこれらの疾病を合併している場合の，それぞれの重症度や運動制限を引き起こしている主たる疾患の同定にも役立つ．また，安静時ではなく運動時に現れる症状の原因を特定することが可能である．

3）心血管疾患患者の評価

運動負荷試験禁忌例を除いて，すべての心血管疾患患者のfunctional capacity（身体機能）分類と予後の推定に用いられる．特に，慢性心不全患者については，1991年のManciniらによる，予後推定の点で最高酸素摂取量が心機能指標よりはるかに重要であるという報告[10)]以来，心臓移植の適応決定の主たる指標として用いられている．また，2000年以降は心臓リハの普及に伴い，運動処方作成や心臓リハの評価にはなくてはならない検査法となった．また，ペースメーカの至適プログラムについて，米国のガイドラインでCPXはClass 1とされているが，残念ながらわが国では不整脈やペースメーカに携わる医師の理解が乏しく，活用されていない．しかし，「工場出荷時の設定のまま植え込むのは，犯罪に等しい」と言い切るペースメーカの教科書もあり，今後の普及が望まれる．

4）呼吸器疾患患者の評価

CPXは呼吸－循環－代謝に関して重要な情報を得ることができるのは前述のとおりである．実は，わが国におけるCPXは循環器領域に先行して，1980年頃から東京医科歯科大学や東北大学の呼吸器科において始まった．当然，CPXは換気やガス交換など，外呼吸に関する多くの情報が得られ，「労作時息切れ」の原因やメカニズムの解明，肺線維症，その他多くの呼吸器疾患ならびに肺血管疾患の重症度，病態，予後の判定に役立つ．

5）他の運動制限決定因子の評価〔潜在性心臓病（虚血）など〕

当然のことながら，心疾患や呼吸器疾患ばかりでなく，貧血，筋疾患，潜在性心疾患など，運動制限を起こす疾患を同定することができる．

6）標準的な肺機能検査で十分な診断ができないときの客観的評価

通常の安静時呼吸機能検査では正確な診断や重症度判定が困難な肺疾患，たとえば運動誘発性気管支攣縮の診断に役立つ．また，初期の間質性肺炎の診断や，ガス交換異常を呈する多くの肺疾患の初期像を把握すること，酸素療法の適応や処方などが可能である．

7）特定の臨床応用

心臓移植や心肺同時移植の適応決定や評価は当然ながら，高齢者の手術，腹部手術など循環器系以外の手術におけるリスク判定などにも CPX は役立つ．

（伊東春樹）

文献

1）Eintoven W : Weiteres uber das Elektrokardiogramm. *Arch f d ges Physiol* **122** : 517, 1908.

2）Wasserman K, et al : Detecting the threshold of anaerobic metabolism in cardiac patients during exercise. *Am J Cardiol* **14** : 844-852, 1964.

3）Weber KT, et al : Oxygen utilization and ventilation during exercise in patients with chronic cardiac failure. *Circuration* **65** :1213-1223, 1982.

4）Matsumura N, et al : Determination of anaerobic threshold for assessment of functional state in patients with chronic heart failure. *Circulation* **68** : 360-367, 1983.

5）Koike A, et al : Detecting abnormalities in left ventricular function during exercise by respiratory measurement. *Circulation* **80** : 1737-1746, 1989.

6）Itoh H, et al : Evaluation of severity of heart failure using ventilatory gas analysis. *Circulation* **81** : II31-37, 1990.

7）山本雅庸：トレッドミル ramp 負荷のための酵素摂取量予測式と臨床応用．臨床生理 **23**：1-13，1993.

8）Itoh H, et al : Heart rate and blood pressure response to ramp exercise and exercise capacity in relation to age, gender, and mode of exercise in a healthy population. *J Cardiol* **61** : 71–78, 2013.

9）ATS/ACCP statement on cardiopulmonary exercise testing. *Am J Respir Crit Care Med* **167** : 211–277, 2003.

10）Mancini D, et al : Value of peak exercise oxygen consumption for optimal timing of cardiac transplantation in ambulatory patients with heart failure. *Circulation* **83** : 778-786, 1991.

II 運動負荷検査室の環境と機器

1—検査室の環境

検査室は，採光が十分で，清潔かつ十分な換気がなされていなければならない．温度計，湿度計，気圧計が必要で，温度と湿度が管理できることが望ましい．特に温度，湿度は運動負荷試験の結果に影響を与える．室温が15℃以下の低温になると不整脈の出現が増加し，心拍数，血圧，酸素摂取量（$\dot{V}O_2$）などの反応も温度により異なった反応を示す[1]．したがって，運動負荷検査室の温度設定は20～25℃ぐらいが望まれる．また，湿度が60%を超える多湿の状態では心血管系の反応も変化しやすくなり，高温多湿になると最大運動能力が低下する．それと同時に，ガスセンサーの種類によっては，大気が乾燥し水蒸気分圧が下がると，測定結果に影響が出る．そのため，気温，湿度，気圧は検査施行日ごとに記録しておく．

検査室の人員は，測定業務と被験者の安全性を担保するのに必要な人数に制限すべきである．不要な音の発生を最小限にする．また，BGMは被験者の緊張を和らげ騒音の軽減に役立つ反面，スタッフ間の会話や集中力を妨げるため，注意が必要である．

運動負荷試験は，医師の直接監視下で臨床検査技師により行われる．合併症が生じた場合に備え，検査室の配置図（**図2-1**）のようにベッド，時計，救急蘇生（CPR：cardiopulmonary resuscitation）のための機材および薬品を直ちに使用できる準備をしておく．重篤な不整脈に対応する備えは特に重要であり，救急カートだけではなく，除細動器（**図2-2**）または自動体外式除細動器（AED）は必須である．また，緊急時の対処法を明確にし，実行できるよう年に1回はトレーニングしておくことが必要である．

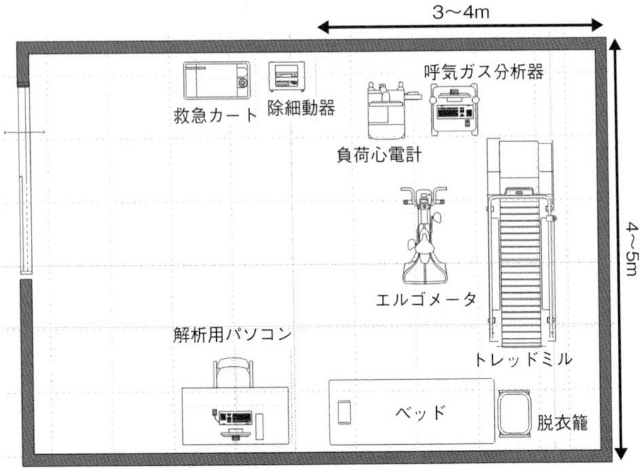

図 2-1　運動負荷検査室のレイアウト

2—測定に必要な機器や装置

運動負荷試験に先立ち，身長（cm），体重（kg），ヘモグロビン（Hb:g/dL），安静時心電図および呼吸機能検査（%VC，FEV_1% など）を実施しておく．心肺運動負荷試験（CPX）を実施するためには，負荷装置としてトレッドミルや自転車エルゴメータ，心電図の監視のための負荷心電計，自動血圧計，分時換気量（$\dot{V}_E$）・酸素摂取量（$\dot{V}O_2$）・二酸化炭素排出量（$\dot{V}CO_2$）などの指標を測定するための呼気ガス分析器，酸素飽和度計（SpO_2）などが必要である（**図 2-1**）.

1. 負荷心電計（図 2-3）

心電計は運動中および回復期の心臓のリズムや心電図の虚血変化の連続監視に必須である．高性能で高価なコンピュータ化されたシステムから，単純でより一般的な心電計に運動負荷試験用のソフトが導入されているものまでさまざまなタイプがあるが，最大負荷試験を行うためには運動負荷試験専用のシステムが望ましい．

運動負荷試験用に設計された心電計は，負荷装置，自動血圧計を制御して運動負荷試験を行い，主に運動中の 12 誘導心電

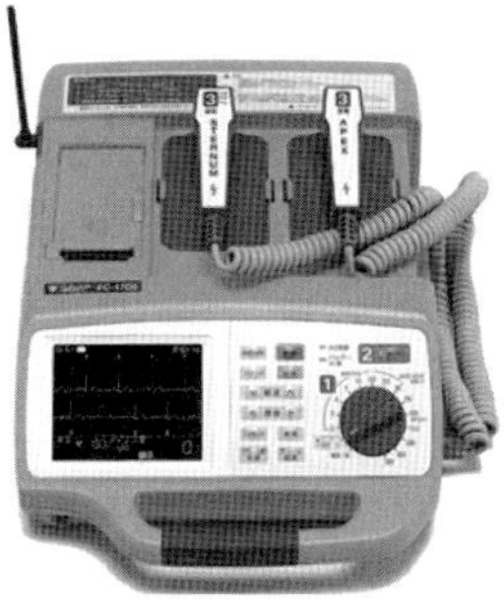

図 2-2　除細動器(FC-1700®)
（フクダ電子社製）

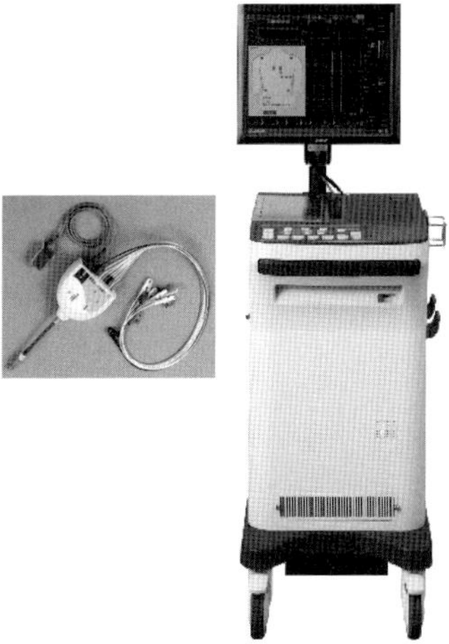

図 2-3　負荷心電計（MLX-1000®）
（フクダ電子社製）

図を監視記録するとともに，マイクロコンピュータによって心電図を解析する装置である．体動によるアーチファクトが入りにくい電極コードが使われ，心電入力部，心電波形処理部，心電計コントロールおよび解析処理部により構成されている．

入力された各誘導部位のデータから期外収縮，基線動揺などを含まない良質の心拍（ドミナント波形）を選び波形認識を行い，心電図を画面表示や印刷記録する．不整脈の発生を警告する自動不整脈検知を内蔵した心電図システムもある．

メンテナンス

医用電子機器の場合，定期点検は故障や事故を未然に防ぎ，安全性，有効性を維持するために不可欠な作業である．3～4カ月ごとに，装置や誘導コードの断線の有無，付属品の損傷，動作などをチェックする．また，電極ボックスに接続されている誘導コードを揺らしてノイズが入らないことや，目視で損傷のないことを確認する必要がある．

2．運動負荷自動血圧計

血圧測定方法にはコロトコフ音法とオシロメトリック法の2種類がある．

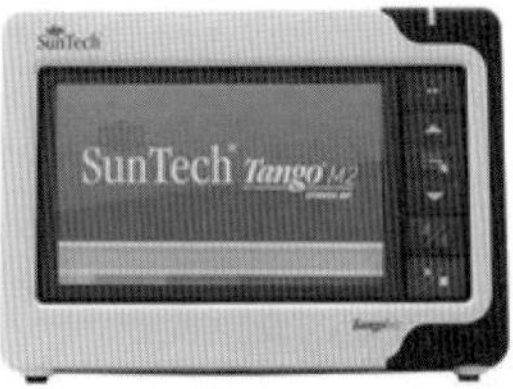

図 2-4　運動負荷用自動血圧計本体（Tango M2®）　（SunTech 社製）

オシロメトリック法の血圧計では，圧力の揺れが脈波によるものなのか，体動によるものなのか区別がつかないことがある．コロトコフ音法の血圧計では，コロトコフ音と，体動によって発生する雑音の区別がつきにくい．現在，一般的に使用されている運動負荷自動血圧計（Tango M2®，SunTech 社製）は，R 波ゲート法と DKA 法とよばれる 2 つの技術を組み合わせ，コロトコフ音を抽出し，高い精度で血圧測定を実現している（**図 2-4**）．

3．呼気ガス分析器

1）ガス交換測定

一般的には，ガス分析器と流量計の組み合わせで諸指標を測定する．測定モードには，breath-by-breath 法と mixing chamber 法がある（**表 2-1**）[2]．Breath-by-breath 法とは，一息ごとの呼気と吸気のガス濃度の差と呼気流量から $\dot{V}_{O_2}$，$\dot{V}_{CO_2}$ を求める方法である（**図 2-5**）[3-5]．一方，mixing chamber 法は呼気ガスを混合槽（mixing chamber）に集め，mixing chamber からサンプルを測定部へ導き，その平均ガス濃度を測定し，呼気流量との積を求めて $\dot{V}_{O_2}$ や $\dot{V}_{CO_2}$ を算出する方法である．

定常状態（steady state）を前提とすれば，mixing chamber 法が価格や安定性の面で優れているが，定常状態でない場合では誤差が大きくなり，測定値の信頼性は極めて低くなる．したがって，漸増負荷試験には breath-by-breath 法が適している．

2）ガス量・換気量測定

呼気ガスの容量と流量の測定には，いくつかの方法が用いられている．基本的には，熱線流量計，タービン型流量計など，

表 2-1　Breath-by-breath 法と mixing chamber 法の比較

	Breath-by-breath 法	Mixing chamber 法
長所	1. 負荷量の変化に速やかに反応 2. 蛇管，バルブ不要	1. 技術的に最も容易 2. 安定した値を得やすい
短所	1. 高速センサーが必要 2. 換気量とガス濃度との時間のズレの正確な補正が必要	1. 迅速な変化には対応不能 2. $\dot{V}O_2$，$\dot{V}CO_2$ に時間遅れあり 3. 呼気ガスの完全な混合には，大容量のチャンバが必要である 4. 蛇管，バルブ必要

（谷口，1993，p.107）[2)]

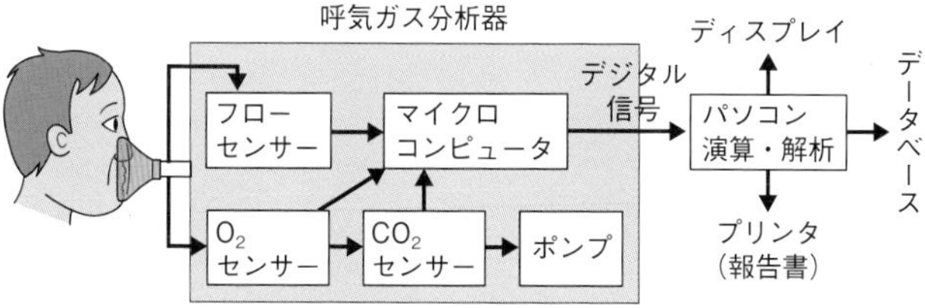

図 2-5　Breath-by-breath 法による呼気ガス測定

（伊東・他，1991，p.261[5)] を改変）

流量を直接測るものと，ピトー管式や差圧計など流速を測定し，流量を計算するものがある．

差圧流量計（ニューモタコグラフ）の原理は，気体の粘液抵抗によって生じる圧力降下（差圧）から流速を測定する．熱線流量計の原理は，気流によって奪われる熱線の熱量を測定し，気体の流速と電流の関係は King の法則を利用している．それぞれの長所と短所を**表 2-2** に示す．

3）呼気ガス分析器（図 2-7）

一般に CPX を行うときは，連続呼気ガス分析器を使用する．連続呼気ガス分析器は流量計，酸素濃度計，二酸化炭素濃度計からなる測定部分と，それらの測定値から $\dot{V}O_2$，$\dot{V}CO_2$，$\dot{V}E$ などの基本的指標を計算する演算部，さらにこれらのデータに心拍数や血圧などを加えてモニタ表示する装置，嫌気性代謝閾値（AT；anaerobic threshold）などを決定するための解析部から成り立っている（**図 2-6，7**）．

4）呼気ガス分析器の較正

$\dot{V}O_2$ や $\dot{V}CO_2$ は呼吸ごとに得られるガス濃度変化を，センサー

表 2-2　差圧流量計と熱線流量計の比較

	差圧流量計（ニューモタコグラフ）	熱線流量計
原理	気体の粘液抵抗によって生じる圧力下降（差圧）から流量を測定する	気流によって奪われる熱線の熱量を測定する 気体の流速と電流の関係は King の法則による
長所	1. 直線性がよい 2. 物理的に安定していて精度がよい 3. 慣性が小さい 4. 差圧測定は単純 5. 構造が単純，軽い	1. 低～高流量まで直線性がよい 2. 安定した測定範囲が広い 3. 呼吸抵抗が小さく，呼吸が容易
短所	1. 測定範囲が狭い 2. ガス組成が影響する 3. 高流量では抵抗が大きい	1. ガス組成が影響する 2. 気体温度が影響する 3. 気圧の影響を受ける 4. 水蒸気に影響される 5. 整流が必要

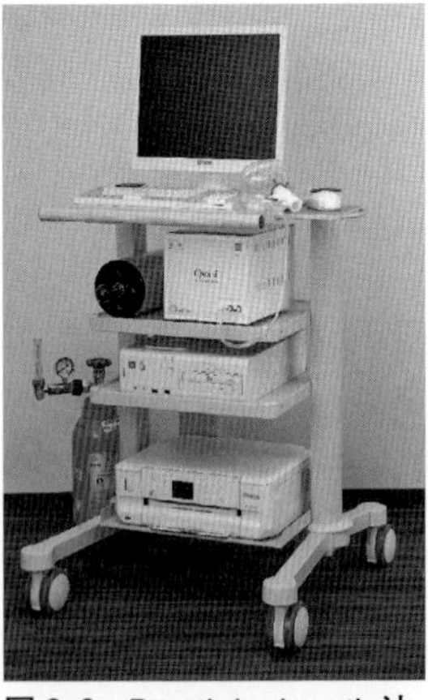

図 2-6　Breath-by-breath 法の呼気ガス分析器本体（Cpex-1®）（インターリハ社製）

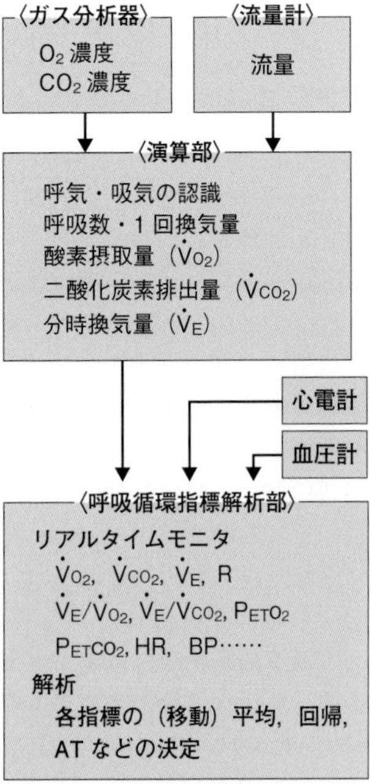

図 2-7　一般的な連続呼気ガス分析器の構成　（伊東・他，1991）[5]

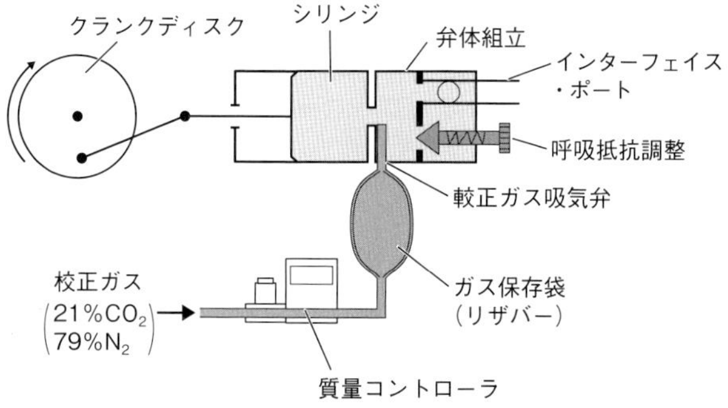

A. 代謝校正器の原理

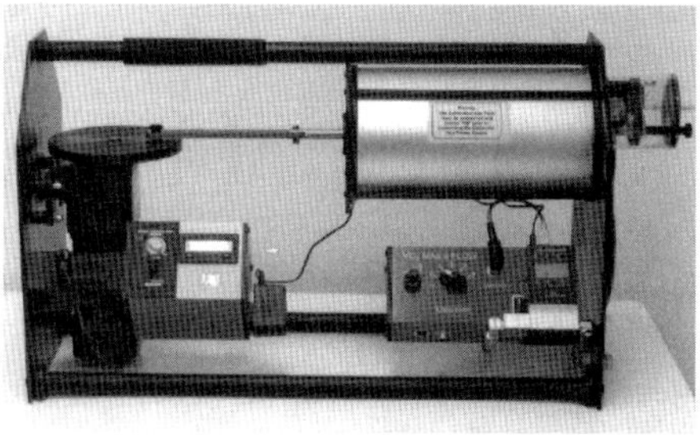

B. 代謝校正器（VacuMed 社製）

図 2-8　代謝校正器（Metabolic calibrator）の模式図(A)と実際の本体(B)

(Huszczuk et al, 1990)[6)]

の応答時間の遅れ（delay time）や波形の変化を補正し，流量計の信号と併せて演算する（**図 2-8**）．実際には，①呼気濃度相当（O_2：15%，CO_2：5%）および吸気濃度相当（O_2：20.9%，CO_2：0%）の標準ガスを用いた 2 点校正と，②応答時間の解析が行われ，較正が適切に行われたかが判定される．

Note

「校正」と「較正」

校正：どの程度正確か（規定から外れているか）をみること．
較正：校正してから，正しく補正するところまでを行うこと．

（伊東春樹）

Note

ATPS，BTPS，STPDとは

気体は，温度↑➡体積↑，圧力↓➡体積↑，分子量↑➡体積↑の関係があるため，ガス量を表すときには条件を一定にする必要がある．

気体の圧力，温度，含まれる分子量と気体の体積の関係は，次の式によって示され，これをボイルシャルルの法則という．

$pV=nRT$

p：圧力，V：体積，n：モル数（6.02×10の23乗：アボガドロ定数），R：気体定数，T：絶対温度．

ATPS（ambient temperature, pressure and saturated with water vapor）

「測定時の温度（室温），大気圧760 mmHg，測定時の室温における飽和水蒸気状態（湿度100%）でのガス量」である．

BTPS（body temperature, pressure and saturated with water vapor）

「体温（37℃），大気圧760 mmHg，飽和水蒸気状態でのガス量」で，ATPSより室温と体温の差分だけガス量が増える．分時換気量（$\dot{V}_E$）や1回換気量などはこれで表される．

STPD（standard temperature pressure and dry）

「気温0℃，乾燥状態（湿度0%），大気圧760 mmHgでのガス量」である．酸素摂取量（$\dot{V}O_2$）や二酸化炭素排出量（$\dot{V}CO_2$）は，ATPSで測定されるが，STPDに変換して表される．

適切な較正を行うためには，十分にエイジングがされていること（30～60分程度：機種・原理により異なる）が重要である．

●代謝校正器（Metabolic calibrator）

呼気ガス分析装置の総合的な校正を行うための一種のシミュレーション装置で，同様の目的で使用する校正器を「人工肺」とよぶメーカーもある．**図2-8**はVacuMed社製の代謝校正器で，校正装置は異なる機能をもった2つのサブシステムから構成されている．1つはポンプ（0.5，1.0，1.5，2.0，2.5，3.0 Lのいずれかの電動シリンジポンプ）である．もう1つは質量流量コントロールキット（校正用ガス：CO_2：21%，N_2：79%）を調節し，その後，混合ガスによって調整されたガス量を，500～3,000 mLのポンプによって呼吸流量パターンに変換し，

呼吸動作時の吸気時に室内空気と混合できるようにするシステムである．

回転数（5〜60 rpm：revolutions per minute）を変えることにより，ATPS で 1 回換気量（TV），分時換気量（$\dot{V}_E$）：500〜3,000 mL×回転数が得られ，BTPS に変換して表される．同様に，$\dot{V}O_2$，$\dot{V}CO_2$，は ATPS で測定されるが，STDP に変換される．ガス交換比（R）は回転数によらず，R＝1 と一定になる[5)]．

5）日常メンテナンス

CPX のために使用されるトランスデューサは，軽量かつ低死腔量で，運動負荷中に水蒸気や唾液などの影響を受けにくくなければならない．また，換気応答から得られるパラメータは，フローセンサーの精度に極めて依存している．そのため正確な較正は欠かせない．

インターリハ社製の Cpex-1® では，被験者がマスクを装着したままでもガス校正，フローセンサーのゼロ校正が可能な機能，および計測中にガス濃度センサーのタイムラグを自動的に補正するシステムを備えるなど，オペレーターの操作ミスによる誤動作を防ぐ自動補正機構を備える（**図 2-9**）．また，呼気ガス分析で重要な補正要素である湿度補正対策として，除湿機能を有する透過膜を使用したネフィオンサンプルチューブを使用し，校正時，測定時を問わず常に大気の湿度で計測できるシステムも備える．

計測データの精度管理としては，年に 2 回程度の代謝校正器（メタボリックキャリブレータ）による較正が必要である．装置の状態を詳細に記録すること，部品交換やメンテナンスの履歴を記録することは測定装置の異常を早期に発見するために役立つ．較正を実施した際は，それが適切に行われたかどうかの検証が必要となる．スタッフ自身の運動負荷データを用いた精度管理も有用である．

一般に呼気ガス分析器の装置自体に起因する誤差は±5％以内に抑えるべきとされている[7)]．代謝校正器をそれぞれの施設で所有することは現実的ではないので，保守契約を結び，年に 2 回の頻度でメーカーに依頼することが望ましい．

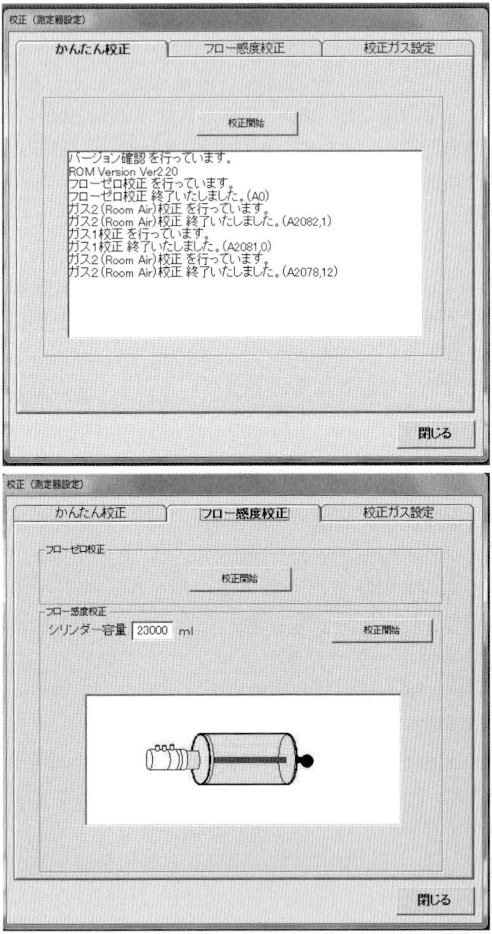

図 2-9　酸素・二酸化炭素濃度，および流量の校正画面（Cpex-1®） （インターリハ社製）

4. 負荷装置

負荷装置は主に自転車エルゴメータ（以下，エルゴメータ，**図 2-10**）とトレッドミルエルゴメータ（以下，トレッドミル，**図 2-11**）の 2 つが用いられる．患者の体格や運動器疾患によっ

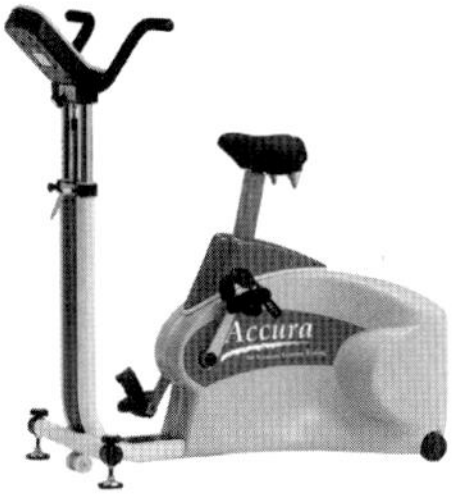

図 2-10　サーボモータを内蔵したエルゴメータ（ストレングスエルゴ 8®）
（三菱電機エンジニアリング社製）

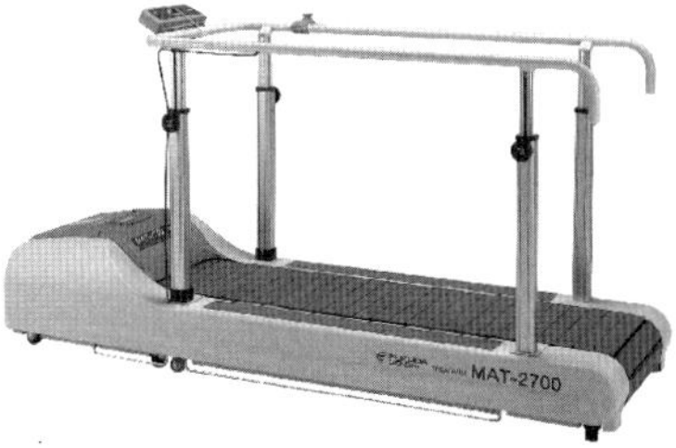

図 2-11　トレッドミル（MAT-2700®）
（フクダ電子社製）

表 2-3　運動負荷テストにおける自転車エルゴメータとトレッドミルの比較

特徴	自転車 エルゴメータ	トレッドミル エルゴメータ
より高い peak $\dot{V}O_2$ および最高酸素脈	＋	＋
最高心拍数および最高換気量の再現性	＋	＋
負荷法への慣れ	＋	＋＋
負荷（運動強度）の定量化	＋＋	－
較正のしやすさ	－－	＋＋
心電図，呼気ガスや血圧測定のしやすさ	＋＋	－
動脈血サンプルの容易さ	＋＋	－
安全性（骨格筋障害や意識消失に対し）	＋	－－
仰臥位での使用	＋	－
検査室のスペース	＋	－
騒音	＋	－
価格	＋	－
運搬のしやすさ	＋＋	－－
アメリカでの経験	－	＋＋
ヨーロッパでの経験	＋＋	＋

有利（＋＋），やや有利（＋），やや不利（－），不利（－－）

（Wasserman et al, 1987）[4]

て，使用できない場合もあるので，それぞれの負荷装置の特徴や使用限界（**表 2-3**）を知っておきたい．ガス交換比が同程度の最大負荷試験を行っても，エルゴメータとトレッドミルでは動員される骨格筋群や筋量の違いから，測定データが乖離する

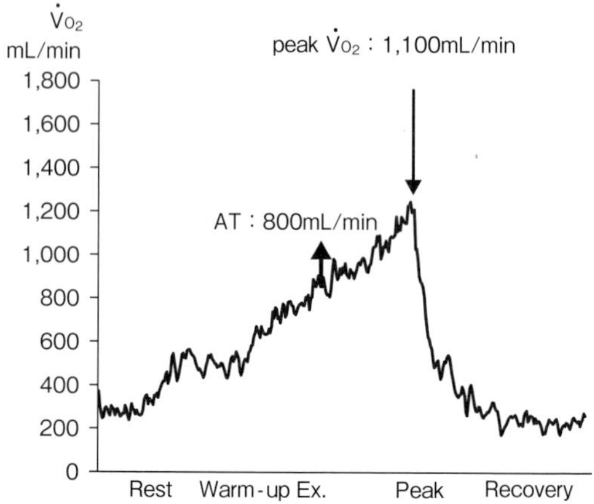

A. 自転車エルゴメータ

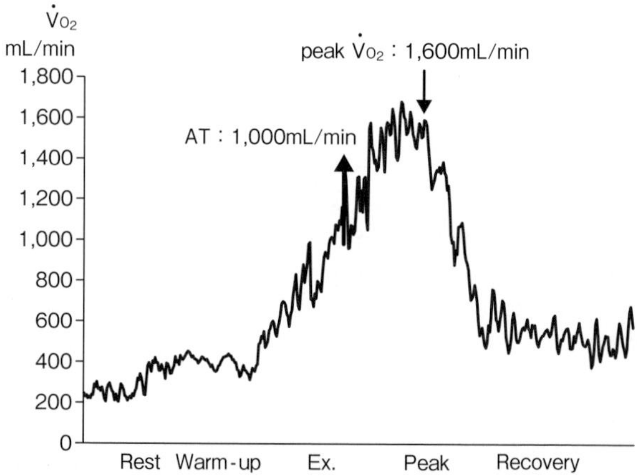

B. トレッドミル

図 2-12　同一被験者での運動様式による peak $\dot{V}O_2$ の違い
いずれも R=1.15 まで行った．（前田知子，運動処方講習会テキスト，2017）

のが普通である（**図 2-12**）[8]．最大酸素摂取量はエルゴメータがトレッドミルよりも 5〜20%低くなるため，データを比較するときはどの装置でどのようなプロトコールで行ったかを確認する．運動処方を目的とし，代謝当量（MET：metabolic equivalent）を用いて運動能力を説明する場合には，運動の種類や誤差についても考慮する必要がある．

なお，運動負荷試験で診療報酬を算定するためには，薬事法で認可されている医療機器を使用していることが必須である．

1）自転車エルゴメータ

自転車エルゴメータの特徴は，軸トルクを変えることによって仕事率（WR：work rate）の調節が容易，かつ正確に定量化できることから，「仕事率－酸素摂取量（$\dot{V}O_2$）」関係の評価が可能なことである．さらに，被験者の体位変動が少ないため，心電図，血圧などの測定が容易である．

しかし，動員される筋群がトレッドミルに比し少なく，負荷が増すとペダルを回す筋力自体が必要なことから，トレッドミルに比し最高酸素摂取量は低くなる．さらに自転車に乗れない人ではスムーズにペダルをこげず，仕事率に対する運動強度が強くなってしまう欠点もある．

電磁制御方式を用いたほとんどのエルゴメータは，20 W 以下の仕事率については信頼性が乏しい．また，仕事率を一定に保つために指定された回転数を維持する必要がある．サーボモータ方式（サーボモータ内蔵型）を採用したエルゴメータ（**図 2-10**）は内部抵抗を自動的に調整して，回転数を一定にできない場合でも，トルクを制御し，広範囲にわたって正確な仕事率を維持する（**図 2-13**）．電磁制動型のエルゴメータでは構造上，こぎ始めに 80～100 W 相当の負荷がかかるが，サーボモータ型では内蔵するモータの機能により，完全に負荷をかけずに 0 W から設定仕事率までスムーズに上昇させることができる（**図 2-14**）．これにより正確な酸素摂取量の立ち上がり時定数の測定が可能となり，高齢者や急性期の患者にも安全に検査を行えるようになった．

ハンドルバーとサドルの高さや，ペダルベルトの長さも調整できなければならない．さらに，回転数計，仕事率ダイヤル，またデジタルディスプレイは，読みやすいように適切なサイズと配置が必要である．サドルの高さが大きく異なると，運動に参加する筋群が変化して結果に影響を与えるので，薬物療法や運動療法などの効果判定のために繰り返し試験を行う場合は，サドルの高さやハンドルの高さを記録しておく．

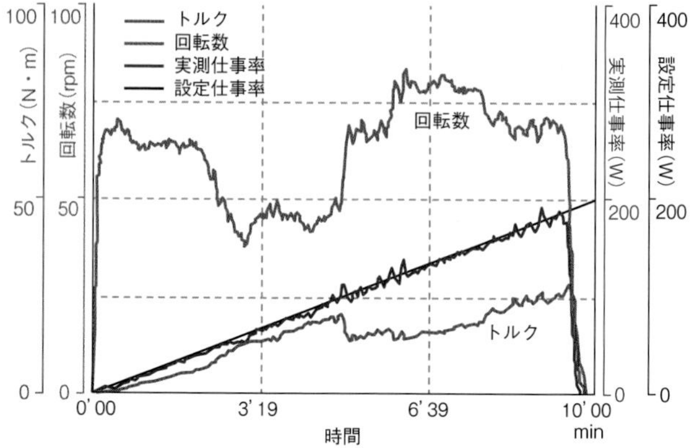

図 2-13　仕事率と回転数・トルクの関係

一番上の回転数が変化しても，一番下のトルクが変化して実測仕事率は設定通り直線的に増加する.　（三菱電気エンジニアリング資料より）

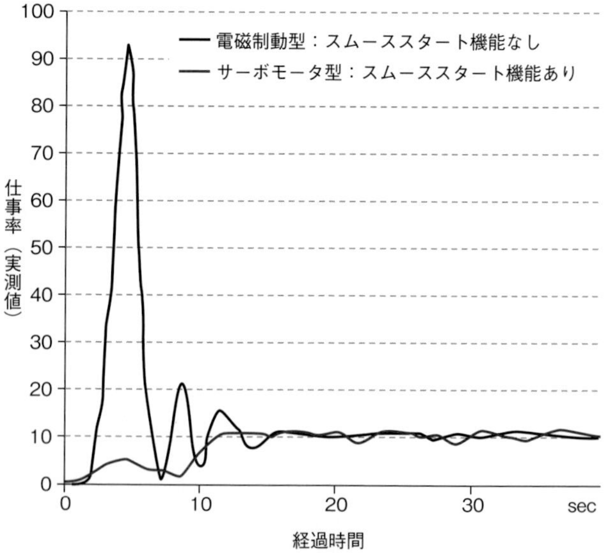

図 2-14　こぎ始めのペダルの重さの違い

（三菱電気エンジニアリング資料より）

●自転車エルゴメータの校正

エルゴメータの中で現在最も多く用いられているのが，電磁制動型とよばれる渦電流を用いたもので，コントローラからのアナログまたはデジタル出力で仕事率をコントロールしている．しかし，設定した仕事率が実際に負荷されているかを検定することは難しい．通常は出力電圧による校正表が添付されているのでそれを参考にするとよい．しかし，この方法ではメカニカルロスが測定できないので，正確を期すためには自転車の軸に直結したトルクメータで測定する（**図 2-15**）．

一方，サーボモータ内蔵型エルゴメータの特徴は，ペダルにかかる足の力を 1 秒間に数百回計測し制御しているため，足に負荷をかける負荷制御と足を回すアシスト制御が連続して制御できる．この方法では，次の点が可能である．

- −50 W〜+600 W の負荷が可能．
- 回転速度が 10〜110 rpm 以上まで，正確な仕事率設定が可能．
- アシストを利用してこぎ始めの機械摩擦量を測定することで，0 W 負荷の自動キャリブレーションが可能．

これらの機能により，従来の渦電流を利用した電磁制動型では原理的に実現できなかった低い回転速度（30 回転以下）の低い負荷（20 W 以下）でも，サーボ制御を用いることにより正確な負荷が実現できるようになった．また経年変化も自動でキャリブレーションする機能により，定期的に負荷修正し精度が保てるようになった．これらの機能を用い，0 W から負荷することにより，AT が低い患者でも正確に計測できる可能性が高い．

2）トレッドミルエルゴメータ

トレッドミルの特徴は，被験者が日頃慣れている歩行という運動様式での負荷試験を行えることである．欠点としては，仕事率を定量化できないこと，転倒などの危険性があることなどが挙げられる．許容体重は少なくとも 100 kg 程度を有し，0.5 km の低速から 25 km 程度の幅広い速度上昇，角度 0〜25％までのさまざまな傾斜をスムーズに設定できる必要がある．

ベルトは最低でも幅 40 cm，長さ 130 cm 以上で，患者の安全性と安定性のためにベルトの両側に滑り止めマット付きのプラットフォーム，フロントとサイドに手すりが必要である．

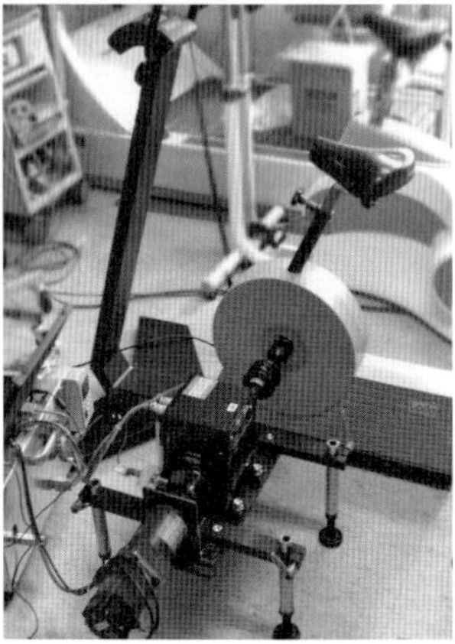

図 2-15　トルクメータによる自転車エルゴメータの校正

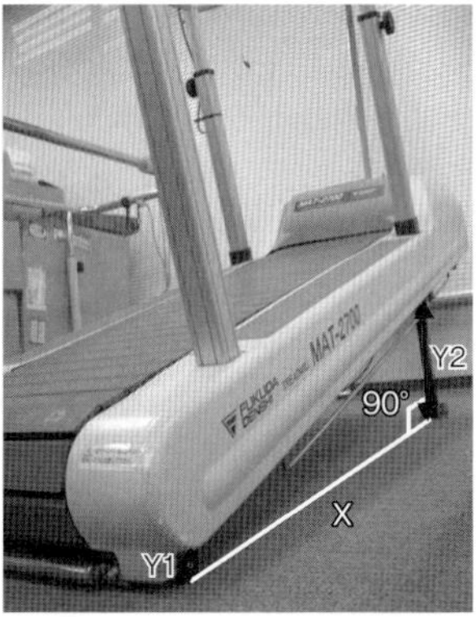

図 2-16　トレッドミルの校正

1. 速度チェック＝長さ×回転数
   ベルトの長さを測る
   ベルトにマークをつけて回転数を測定
2. 傾斜チェック＝高さ（前－後）/長さ×100
   機械の長さと先端部分の高さから傾斜を測定
   Slope(%)＝(Y2－Y1)÷X×100

トレッドミル負荷試験は体重や下肢の長さで負荷の強さが変わる．手すりにつかまると運動強度（$\dot{V}O_2$）は低くなり，特に低身長者，高齢者，女性において顕著である[9)]．手すりにつかまると約10%運動強度が下がるとの報告もある[9)]．

緊急停止ボタンは，スタッフがすぐに使用できるよう，位置と使い方，解除の仕方を確認しておく．

●トレッドミルエルゴメータの校正

トレッドミルはベルトの長さと回転数から速度を，機械の長さと先端部分の高さから傾斜を測定する（**図 2-16**）．速度と傾斜の校正はトレッドミルに被験者が乗っていない状態で行う．しかしながら，校正後になるべく体重の重い被験者がトレッドミルに乗って歩き，使用時も速度や傾斜が正確であることも確認を要する．

3—運動負荷試験の安全性

運動負荷試験は比較的安全だが，リスクは患者の背景によって異なる．男女の被験者群で，ほとんど冠動脈疾患をもたない場合，検査1万回につき0.8件（0.008%）の合併症発生率が報告されている[10)]．また，悪性の心室性不整脈患者群では合併症発生率は0.24%（1万回につき24件）[11)]．さらに，死亡率は0.004%（2万5千回中に1件）との報告もある[2)]．Tamakoshiらは，トレッドミルによる運動負荷試験での心室性頻拍の発生率は0.08%であったと報告している[12)]．

（田嶋明彦）

文献

1）Claremont AD, et al : Comparison of metabolic, temperature, heart rate and ventilator responses to exercise at extreme ambient temperatures（0 degrees and 35 degrees C.）. *Med Sci Sports* **7**:150–154, 1975.

2）谷口興一：総論 心肺運動負荷テスト—呼気ガス分析による心肺疾患の新しい見方，南光堂，1993，pp1–52.

3）Hansen JE : Exercise instruments, schemes, and protocols for evaluating the dyspneic patient. *Am Rev Respir Dis* **129** : S25–S27, 1984.

4）Wasserman K, et al : Principles of Exercise Testing and Interpretation, Lea & Febiger, Philadelphia, 1987, p78.

5）伊東春樹，谷口興一：Anaerobic threshold（AT）．循環器負荷試験法，改訂第3版（水野 康，福田一蔵編），診断と治療社，1991.

6）Huszczuk A, et al : A respiratory gas exchange simulator for routine calibration in metabolic studies. *Eur Respir J* **3** : 465–468, 1990.

7）安達 仁：CPX・運動療法ハンドブック，改訂3版，中外医学社，2015.

8）Bruce RA : Exercise testing of patients with coronary heart disease. Principles and normal standards for evaluation. *Ann Clin Res* **3** : 323–332, 1971.

9）土田 秀・他：手すり使用時のBruce負荷試験における各ステージの酸素摂取量．日臨生理会誌 **29**：281–286，1999.

10）Gibbons GP, et al : The safety of maximal exercise testing. *Circulation* **80** : 846–852, 1989.

11）Young DZ, et al : Safety of maximal exercise testing in patient at high risk for ventricular arrhythmia. *Circulation* **70** : 184–191, 1984.

12）Tamakoshi K, et al : Prevalence and clinical background of exercise-induced ventricular tachycardia during exercise testing. *J Cardiol* **39** : 205–212, 2002.

III

検査の実際

1―負荷プロトコール

1. 検査目的とプロトコール

一般的に運動負荷試験は，虚血誘発，運動耐容能測定，運動処方作成などの検査目的によってプロトコールを使い分ける．虚血誘発を目的として行う場合は，多段階漸増負荷試験が多く用いられる．一方，被験者の運動耐容能を測定する場合や，運動療法のための運動処方を作成する場合などは，ramp 負荷試験が用いられる．

2. 運動負荷プロトコールの種類

1）一段階負荷試験（一定仕事率負荷試験）

これは，一定の運動を一定時間行うという最も基本的な運動負荷プロトコールであり，各種生体反応の運動開始時の応答や，その後の定常状態への移行の有無ならびに，定常状態が得られた場合には安静時からの変化量を求めることができる．

負荷に対する心拍数，血圧，$\dot{V}O_2$ などの呼吸循環指標の応答を分析するために，生体に対して短形波型の負荷を入力し，それに対する出力，すなわち各指標のパターンを解析することにより多くの情報が得られる（**図 3-1**）[1)]．たとえば，ある指標の負荷開始時における応答時間の遅れ（time delay）や立ち上がりの時定数，変化量（amplitude）などから，その生体の負荷に対する応答を簡単に分析できる．同時に，負荷終了後のいわゆる回復過程におけるパターンも重要である．**図 3-1** には，中等度以下の運動強度に対する酸素摂取量の応答を示す．

臨床的には，一定の仕事率が設定された運動療法などがこれに相当する．運動処方の妥当性の確認，すなわち設定した仕事率で運動した場合に，想定した運動強度，つまり目標の心拍数や酸素摂取量になっているかを調べる際などに利用できる．

しかしこの方法は，研究目的は別として，1回の負荷試験で1つの運動強度に対する反応しか検討できないため，一般臨床ではあまり汎用されない．したがって，一般的には後述する漸増負荷試験がよく用いられる．

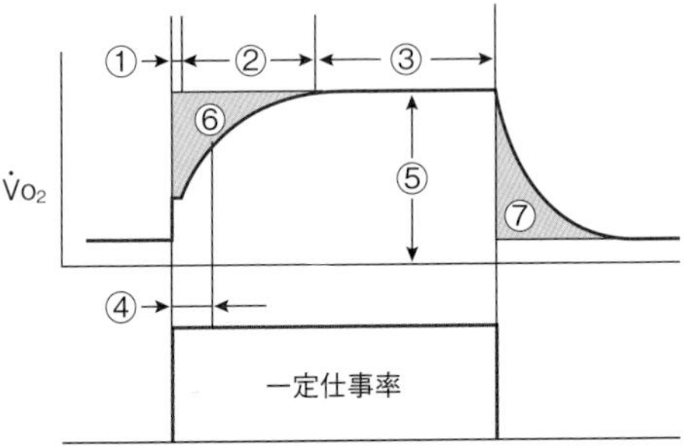

図 3-1　一段階負荷試験に対する酸素摂取量の反応

（伊東・他，1991）[1]

①第Ⅰ相：運動開始直後に静脈還流量が増加し肺血流量が増えるので，$\dot{V}O_2$ が急激に増加する．運動開始直後約 15 秒間の間にみられる現象であり，この間は安静時の静脈血が肺に戻ってくるため CO_2 は増加せず，ガス交換比（R：respiratory gas exchange ratio）は安静時と変わらない．

②第Ⅱ相：指数関数的に $\dot{V}O_2$ が増加する時期で，肺血流量のさらなる増加と細胞での有気的代謝の増加を示す．この時期に産生された CO_2 は細胞質や周囲の血液に溶解してすぐには肺に運ばれないため，R は一過性に減少する．

③第Ⅲ相：被検者にとって中等度以下（AT 以下）の運動強度の場合には，$\dot{V}O_2$ は 3 分以内に，$\dot{V}CO_2$ は 4 分以内にプラトーに達する．

④ $\dot{V}O_2$ が安静時から第Ⅲ相に至る動態を時定数（τ on）で表す．これは 1/e（e：自然対数）まで変化するのにかかる時間で，健常例では 30 秒前後で，運動開始時の心拍出量の増加の程度を反映する．

⑤設定された一定仕事率に対する $\dot{V}O_2$ で，運動効率を表す．心不全例では，血流の再配分などにより代償的に運動効率が上がって $\dot{V}O_2$ は減少する．

⑥酸素不足（O_2 Deficit）で，運動開始時の必要なエネルギーに相当する酸素の量（酸素消費量，O_2 consumption）と，取り込まれた酸素量（酸素摂取量，O_2 uptake；$\dot{V}O_2$）との差．

⑦酸素借，酸素負債（O_2 Debt）とよばれ，運動終了後の安静時以上に摂取された酸素の量．運動中に発生した酸素不足に相当する．

ポケットマスター臨床検査知識の整理
臨床免疫学　　ISBN978-4-263-22422-9

2021年6月10日　第1版第1刷発行
2023年5月20日　第1版第2刷発行

著　者　細井英司
　　　　坊池義浩
発行者　白石泰夫

発行所　医歯薬出版株式会社

〒113-8612　東京都文京区本駒込1-7-10
TEL. (03)5395-7620(編集)・7616(販売)
FAX. (03)5395-7603(編集)・8563(販売)
https://www.ishiyaku.co.jp/
郵便振替番号　00190-5-13816

乱丁，落丁の際はお取り替えいたします　　印刷・教文堂／製本・榎本製本

CPX ポケットマニュアル　ISBN978-4-263-26626-7

2020 年 9 月 25 日　第 1 版第 1 刷発行

監修者　伊　東　春　樹
編　者　ジャパンハートクラブ
発行者　白　石　泰　夫

発行所　医歯薬出版株式会社

〒113-8612　東京都文京区本駒込 1-7-10
TEL. (03) 5395-7628 (編集)・7616 (販売)
FAX. (03) 5395-7609 (編集)・8563 (販売)
https://www.ishiyaku.co.jp/
郵便振替番号 00190-5-13816

乱丁，落丁の際はお取り替えいたします　印刷・あづま堂印刷／製本・愛千製本所

2）多段階漸増負荷試験

一段階負荷試験では1回の試験で特定の仕事率または運動強度に対する反応しか観察できないため，異なる仕事率に対する生体の反応をみるために2〜3分間隔で負荷を増加させるプロトコールが使われている．エルゴメータの場合には，安静の後，25 W程度の運動から始め，3分ごとに25 Wを増加させるものが一般的である．当然，対象者の体力によってはこの仕事率を変えることとなる．

トレッドミル負荷試験では，Bruce法[2]が最も用いられている．しかし，Bruce法は本来，潜在心疾患患者の虚血誘発を目的としたものであり，このため負荷の漸増幅が大きく，第1ステージで運動強度（$\dot{V}O_2$）として約17〜18 mL/min/kg（約5 METs）相当の負荷がかかる[3]．また歩行スピードが速くなるため，足の短い日本人には不向きであり，modified Bruce法とよばれる，第1ステージの前に低いステージを追加したものも用いられている．ただし，“modified”で追加するステージには標準的なプロトコールはなく，各施設で異なった速度と傾斜で始めていることに注意が必要である．

運動中の換気や代謝を観察する心肺運動負荷試験（CPX）では，換気指標がステージが変わるごとに大きく変化するので，各指標の変曲点から求める嫌気性代謝閾値（AT；anaerobic threshold）や呼吸性代償開始点などは決定しにくくなるので用いるべきではない．

3）Ramp負荷試験

Ramp（ランプ）とは坂道や傾斜を意味する言葉である．直線的漸増負荷法，すなわちramp負荷法はWhippら[4]により提唱された運動負荷法で，エルゴメータを用いて仕事率を直線的に増加させる方法である．これは定常状態にはとらわれず，「安全に，できるだけ短時間で，必要なデータを得る」という負荷試験の本来の条件を満たすために考案されたものである．Whippらは，4〜8分間のramp負荷により，次の4つの重要な指標が得られることを示し，それ以来呼吸生理の分野でよく用いられている．

- Maximum $\dot{V}O_2$（peak $\dot{V}O_2$）：最高酸素摂取量
- AT（Anaerobic threshold）
- Work efficiency：運動効率
- Time constant for $\dot{V}O_2$ uptake kinetics：酸素摂取量動態時定数

Ramp 負荷を行う場合には仕事率の増加の程度，すなわち ramp slope を適切に設定する必要がある．Slope が緩やかで運動時間が長すぎると，疲労のため最高酸素摂取量（peak $\dot{V}O_2$）が低くなり，逆に slope が急峻で運動時間が短すぎると，短時間で終了してしまうので，解析に必要十分なデータが得られなくなる．運動時間が 8〜10 分間で終了するようなプロトコールが望ましい．また，peak $\dot{V}O_2$ や AT は ramp slope に影響されないが，$\Delta\dot{V}O_2/\Delta WR$ は ramp slope が急峻なほど低値となる[5]．

通常は 4 分間程度の安静に続いて，4 分間の warm-up を設け，その後，直線的に仕事率を増加させるプロトコールが用いられる．Warm-up は AT 以下の弱い運動強度で，$\dot{V}CO_2$ の動態を考慮して通常 4 分間行われる．活動筋を温めるだけでなく患者の運動様式への慣れと不安を取り除く意味でも重要である．

4）トレッドミルを用いた ramp 負荷試験

Ramp 負荷試験は，仕事率を直線的に増加させる負荷なので，仕事率が定量できるエルゴメータでしかできない負荷方法である．トレッドミルでは $\dot{V}O_2$ は速度の二乗に比例し，傾斜に比例する（**図 3-2**）[6]．もちろん，歩行から走行への変化や，体重や身長の影響も大きいが，速度と傾斜を組み合わせることにより，擬似的な ramp 負荷試験を行うことは可能である．

山本らは[6]，若年健常男性を対象として速度と傾斜を変数とした酸素摂取量予測式を求めた．この式を用いて速度と傾斜をコントロールして酸素摂取量が直線的に増加するような「トレッドミル ramp 負荷プロトコール」が設計された（**図 3-3**）[7]．

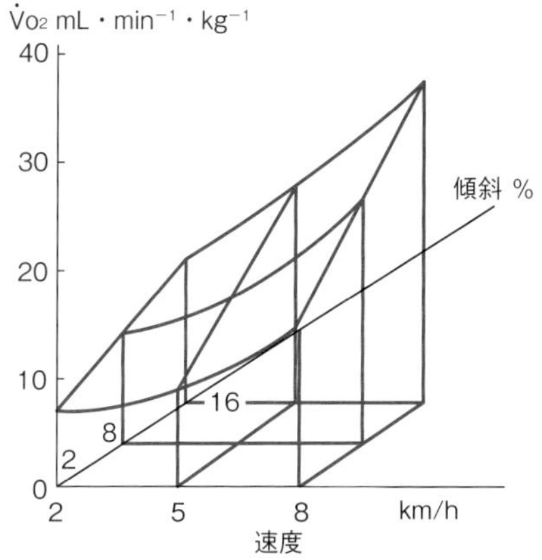

図 3-2　速度と傾斜による酸素摂取量の変化（山本，1993[6] を改変）
傾斜を 2% に固定し，時速 2 km/h から 8 km/h まで直線的に歩行速度を速めた場合，図の一番手前のように $\dot{V}O_2$ は約 6.2 mL/min/kg から 9.7 mL/min/kg まで速度の 2 乗に比例して増加する．また，速度を 2 km/h に固定し，傾斜を 2% から 16% まで直線的に増加させると，$\dot{V}O_2$ は約 6.2 mL/min/kg から 15.7 mL/min/kg まで傾斜に比例して増加する．そこで，実用的な範囲で速度と傾斜を組み合わせて，いずれか一方を固定して他方を直線的に増加させて $\dot{V}O_2$ を測定すると，図のような曲面が得られる．この実験結果から $\dot{V}O_2$ の予測について，$\dot{V}O_2=0.15S^2+0.14SG+0.4G+4.23$ という予測式を導き出した．ただし，20 歳代の健常男性を対象とした結果であることに留意する必要がある．
S：速度（km/h）G：傾斜（%）

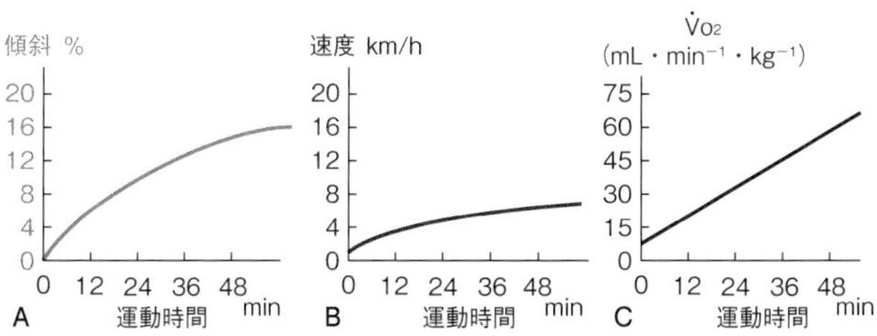

図 3-3　トレッドミル ramp 負荷プロトコール（山本・他，1992[7] を改変）
図 3-2 から山本らの導き出した酸素摂取量予測式（$\dot{V}O_2=0.15S^2+0.14SG+0.4G+4.23$）を用いて，傾斜を A のように，また速度を B のように増加させると，C のように $\dot{V}O_2$ の直線的増加が得られる．

3. Ramp slope の決定法

1）エルゴメータの場合

被験者が健常例であれば後述する Itoh らの式[8] から最大酸素量を予測し，NYHA 身体機能分類 Class I ではその 80%，Class II では 70%，Class III では 60% 程度として，peak $\dot{V}O_2$ を推測し，プロトコールを決定する．

多くの日本人は warm-up 時の酸素摂取量は 600 mL/min 前後である．1 W 増加に対する $\dot{V}O_2$ の増加量（$\Delta\dot{V}O_2/\Delta WR$）の基準値は約 10 mL/min であることから，予測最高酸素摂取量が 1,500 mL/min であれば，1 分間に 1 W 増加する ramp 負荷試験では，1,500 mL/min から 600 mL/min を引いた数字（900 mL/min）を基準値の 10 mL/min で割ると，ramp 負荷時間は約 90 分かかることがわかる．負荷は 8～10 分間程度で終わるのがよいとされているので，10 W/min の ramp で負荷を行えば 9 分間で終了することになり，適切であることがわかる．

なお，通常の warm-up は 20 W で行うが，中等症以上の心不全患者や高齢者，フレイル，サルコペニア，慢性呼吸器疾患患者などでは，サーボモータ型のエルゴメータで 0 W の warm-up で行う．健常例の場合は**表 3-1** に示すような簡易的な方法でプロトコールを決定することも可能である．

2）トレッドミルの場合

中等症以上の心不全患者レベルの運動耐容能であれば，時速 1 km，傾斜 0% の warm-up に続き，若年健常男性であれば $\dot{V}O_2$ が 1 分間に 2 mL/min/kg ずつ増加する「TR-2」，一般的な心疾

表 3-1　簡易法によるプロトコールの決定―健常例

Ramp slope	予測 Peak $\dot{V}O_2$ (mL/min)	予測 Peak WR (Watt)	具体例
10 W/min	～1,500	～100	50 歳以上，運動習慣なし，多くの心疾患患者
20 W/min	～3,000	～200	40～60 歳，運動習慣あり 20～40 歳，運動習慣なし
30 W/min	～4,000	～300	20～30 歳，運動習慣あり
40 W/min	4,000 以上	300～	自転車競技選手

（伊東，運動処方講習会テキスト，1999）

Note

Ramp 負荷中の特定の $\dot{V}O_2$ を得る仕事率の決定法

たとえば，peak $\dot{V}O_2$ が 2,000 mL/kg の場合，その 50%（$\dot{V}O_2$ = 1,000 mL/min）で運動処方を出すときは仕事率を何 Watt とすればよいのだろうか．同様に AT が 1,000 mL/min の場合，AT レベルでのトレーニングを行うには何 Watt で運動させればよいのだろうか．仮に，10 W/min の ramp 負荷開始後の 6 分目に $\dot{V}O_2$ = 1,000 mL/min となりそのときの仕事率を 80 W とすると，1 分前の ramp 開始後 5 分目，すなわち 70 Watts でトレーニングを行うと，目標とした運動強度，すなわち $\dot{V}O_2$ = 1,000 mL/min が得られる．

これは，仕事率増加に対する $\dot{V}O_2$ の増加には時間遅れがあるためである．Wasserman らは，次の式を導き出している．

予測 $\dot{V}O_2$ = 無負荷での $\dot{V}O_2$ + 10.2 × (T − 0.75) × I

（T は ramp 負荷開始後時間，0.75 は ramp 負荷開始後 $\dot{V}O_2$ が上昇を開始するまでの時間遅れ，I は 1 分あたりの仕事率増加量を示す）

しかし，筆者らは 30 年以上前から経験的に ramp 負荷での 1 分前の仕事率を採用すれば，目標とする運動強度が得られることを理解しており，臨床では問題なくこの方法が使えることを知っている．最近報告された論文の中でもそれが示されている[1]．

1) Ichikawa Y, et al: Changes in oxygen uptake kinetics after exercise caused by differences in loading pattern and exercise intensity. *ESC Heart Failure* **7** : 1109–1117, 2020.

患患者や健常女性であれば「TR–3」〔若年健常男性では $\dot{V}O_2$ が 1 分間に 3 mL/min/kg ずつ増加し，Bruce のプロトコールより，やや強度が低い（**図 3–4**）〕，若年男性であれば「TR–4」（$\dot{V}O_2$ が 1 分間に 4 mL/min/kg ずつ増加する）を使用する（**図 3–5**）．従来使い慣れた Bruce や Naughton の多段階漸増負荷試験での $\dot{V}O_2$ とトレッドミル ramp の TR–2，TR–3，TR–4 での $\dot{V}O_2$ を示した．高齢の心不全患者やフレイルの患者では TR–2，通常の心疾患患者には TR–3，若年健常例には TR–4 が用いられる．

（田嶋明彦）

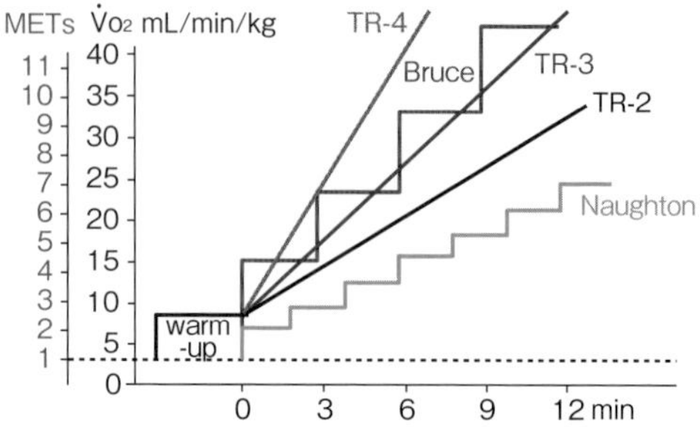

図 3-4　トレッドミルのプロトコール―運動強度の比較

（伊東，2007）[9)]

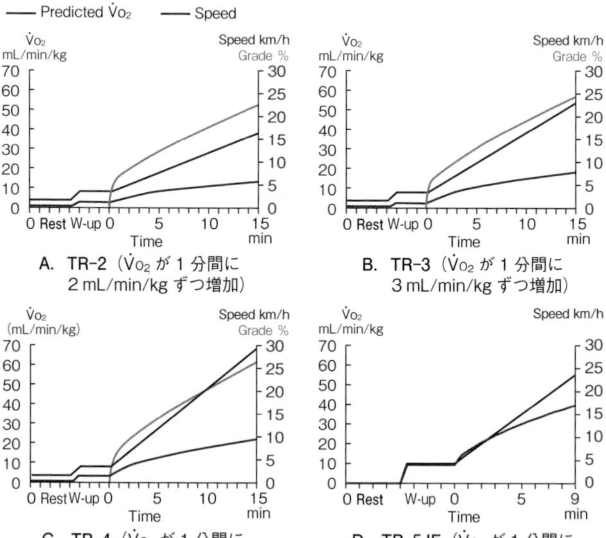

A. TR-2（$\dot{V}O_2$ が 1 分間に 2 mL/min/kg ずつ増加）

B. TR-3（$\dot{V}O_2$ が 1 分間に 3 mL/min/kg ずつ増加）

C. TR-4（$\dot{V}O_2$ が 1 分間に 4 mL/min/kg ずつ増加）

D. TR-5JF（$\dot{V}O_2$ が 1 分間に 5 mL/min/kg ずつ増加）

図 3-5　トレッドミル ramp 負荷プロトコール

図 3-3 でわかるように，速度・傾斜・$\dot{V}O_2$ 増加の程度のうち 2 つを決定すると，残りの 1 つが決まる．そこで，この関係式を負荷心電計のソフトウエアに組み込み，図の A，B，C，D などを作成した．

A (TR-2) は毎分 $\dot{V}O_2$ が 2 mL/min/kg，B (TR-3) は毎分 $\dot{V}O_2$ が 3 mL/min/kg，C (TR-4) は毎分 $\dot{V}O_2$ が 4 mL/min/kg，D (TR-5 JF) は傾斜を 0% とし，時速 4 km/h の warm-up に続いて，速度だけで $\dot{V}O_2$ が毎分 5 mL/min/kg 増加するランナー用に設計されたプロトコールである．ただし，これらは若年健常男性から得られたデータが基になっているので[6)]，高齢者や女性では $\dot{V}O_2$ の増加割合が小さくなることを念頭に置く必要がある．

Note

運動量・負荷量と運動強度，仕事率は全く違うもの

■1．仕事率・パワー（Work rate, Power）

外部に対して物理的に行う仕事（質量のある物体を動かす）を定量したものが“仕事率”．単位はWatt（ワット：W）で，毎秒1ジュールの仕事をすると1Wとなる．「60Wの電球」や「自動車の馬力（1馬力＝735.5W）」と同じ表記である．完全な0Wに設定したサーボモータ型エルゴメータをこいだ場合には，外部に対して仕事をしていないので仕事率はゼロだが，自分の足を動かすエネルギーを使っているので運動強度はゼロではない．動かない壁を押すような等尺性負荷の場合も，壁が動かないので仕事率はゼロだが，運動強度はゼロではない．なお通常，単位は小文字で表記するが（たとえば，m，gなど），Wattは人名由来のため大文字で「W」と書く．

■2．運動強度（Exercise intensity）

仕事や運動をするときに，どのくらい大変か，つらいかなどを生体側のエネルギー消費で表すのが，運動強度である．通常は酸素摂取量（$\dot{V}O_2$）や代謝当量（MET：metabolic equivalent：代謝率）で表す．簡易的には心拍数で表すこともある．Borgスケールは，まさに“つらさ”を主観的に評価する，自覚的運動強度のスケールである．

■3．負荷量・運動量（Load amount, momentum, amount of exercise, quantity of motion）

運動強度に時間を乗じたものが負荷量や運動量である．たとえば厚生労働省が提唱した“エクササイズ”がそれに当たり，3METsの運動を2時間行えば6エクササイズとなる．「健康づくりのための身体活動基準2013」では，一般人に1週間に23エクササイズの運動量を推奨している．つまり，「負荷量を20Wに設定した」などの表現は明らかに誤りで，「仕事率を20Wに設定した」とすべきである．

■4．Loadという言葉

“Load”とは荷重，負荷や苦労，“loading”は「負荷をかけること，負担をかけること」であり，生理学的な定義はない．

III

文献

1）伊東春樹・他：Anaerobic threshold（AT）．循環器負荷試験法（水野 康・他編），改訂第3版．診断と治療社，p264，1991．
2）Bruce RA : Exercise testing of patients with coronary artery disease. *Ann Clin Res* **3** : 323-332, 1971.
3）外畑 巌・他：Treadmill 運動試験．循環器負荷試験法（水野 康・他編），改訂第3版．診断と治療社，p264，1991．
4）Whipp BJ, et al : A test determine parameters of aerobic function during exercise. *J Appl Physiol Respir Environ Exerc Physiol* **50**（1）: 217-221, 1981.
5）高橋 淳・他：Ramp 負荷に対する呼吸循環応答—漸増負荷量の違いによる影響．心臓 **22**：69-71，1990．
6）山本雅庸：トレッドミル ramp 負荷のための酸素摂取量予測式と臨床応用．日臨生理会誌 **23**：1-13，1993．
7）山本雅庸・他：トレッドミルランプ負荷プロトコール作成装置の開発．*J Cardiol* **22**：687-693，1992．
8）Itoh H, et al : Heart rate and blood pressure response to ramp exercise and exercise capacity in relation to age, gender, and mode of exercise in a healthy population. *J Cardiol* **61** : 71-78, 2013.
9）伊東春樹：心肺運動負荷試験講座，2007．

2—検査前の準備

正確な検査結果を安全に得るためには被験者の協力が不可欠である．被験者の不安を最小限にするために，予約時に検査に関する説明書を渡し，主治医は目的や安全性（リスク）に加え，当日の注意事項について説明する．検査担当者は安全に検査を施行できるようさまざまな準備を行う．これらは患者が検査に来院したとき，支障なく検査を行うために必須である．

1．医師による指示

心疾患の症状は労作時に出現することが多く，労作時の症状を鑑別診断するには運動をさせて症状を再現することが重要である．患者が駅の階段で胸が痛む，動悸がする，息が切れる，歩くとすぐ足がだるくなる，疲れやすいなどの症状を訴えた場合，実際に「運動」というストレスを与えて症状が起こる原因を調べる．

1）検査目的・絶対禁忌・相対禁忌

検査を行うかどうかは医師の判断と患者の意思で決まる．運動負荷試験は文字どおり負荷を与え，それに対する被験者の反応をみるものであり，当然リスクを伴う．医師は患者の疾患や

表 3-2　検査目的

- 胸痛を有するかまたは冠動脈疾患の鑑別診断
- 循環器疾患の重症度および予後の推定
- 各種治療の効果判定（薬物，手術，運動療法など）
- 心不全の重症度評価
- 不整脈の評価
- 運動処方の決定
- 先天性心疾患の評価
- 高血圧症の早期発見
- ライフスタイル変化のための動機づけ

（American Thoracic Society et al, 2003）[1]

表 3-3　絶対禁忌

- 重篤な心筋虚血，心筋梗塞の発症期（2 日以内）あるいは他の急性心事故を示唆する所見
- 不安定狭心症（急性冠症候群）
- 血行動態障害をもたらす未治療の不整脈
- 症状のある重症大動脈弁狭窄症
- 未治療のうっ血性心不全
- 急性肺塞栓または肺梗塞
- 急性心筋炎または心膜炎
- 解離性動脈瘤，またはその疑い
- 発熱，身体的な痛み，リンパ節腫脹を伴う急性感染症
- 意志疎通が困難な例

（Fletcher et al, 2001）[3]

症状から運動負荷試験が症状の鑑別診断[1]などに有用であり，リスクを考慮しても施行する価値があると判断した場合（**表 3-2**），検査の目的，検査を行うことにより得られる情報が診断に役立つこと，合併症などを十分に説明し，患者の同意（インフォームドコンセント）を得る必要がある[2]．現在，多くの病院で文書による同意を取得している．

疾患や症状によっては運動負荷禁忌（**表 3-3，4**）[3]の場合もあるので，運動負荷試験を行う前に安静時心電図，胸部X線，必要に応じて心エコー図，Holter（ホルター）心電図などの検査を行うべきである．

医師は依頼内容が簡単に記載できるように工夫されたオーダー画面または依頼用紙を用い，検査目的，負荷装置，プロトコール，運動処方箋の発行の有無，患者がどのようなときに症状が出現するのか，日常活動レベル，整形外科的疾患の有無，検査時の注意事項などを明確にし，診断名が禁忌に該当してい

表 3-4　相対禁忌

●左冠状主動脈狭窄
●中等度の心臓弁狭窄
●電解質異常
●重症の高血圧症
●頻脈または徐脈性不整脈
●肥大型心筋症およびその他の心室流出路狭窄症
●運動によって再発する可能性のある神経（筋障害）・筋（骨格系障害および関節リウマチ）
●重度の房室ブロック
●心室瘤
●未治療の代謝障害（糖尿病，粘液水腫など）
●慢性感染症（肝炎など）
●十分に運動できない精神的・身体的ダメージ

(Fletcher et al, 2001)[3]

ても検査を行う場合は，その理由を明確にする必要がある．

2）負荷装置（運動様式）とプロトコールの指定

症状や疾患，日常生活活動（ADL）レベルや検査目的から運動様式とプロトコールを指定すべきである．これらは検査の指示を出した医師または実施医師が決定する．以前に検査を行っている場合は，同じ運動様式やプロトコールを用いると，検査結果の比較が容易である．

Ramp 負荷を行う場合には負荷の増加の速度，すなわち ramp slope を適切に設定する必要がある．Warm-up 後 8〜10 分前後で負荷試験が終了するのが適切である．心疾患患者や中高年では，エルゴメータを用いた 10 W/min の ramp 負荷，あるいは，$\dot{V}O_2$ が 1 分間に 2〜3 mL/min/kg ずつ増加するトレッドミル ramp プロトコールを使用する．若年健常男性では 20〜30 W/min の ramp 負荷，あるいは $\dot{V}O_2$ が 1 分間に 3〜4 mL/min/kg ずつ増加するトレッドミル ramp プロトコールを選択するとよい[4]．

プロトコールの選択に疑問を感じ，正確な情報が得られないと考えられる場合は，経験のある医師に相談や確認を行うべきである．また，運動耐容能が運動療法などの治療で改善した場合や，加齢や原疾患の増悪，運動器疾患などにより低下した場合は，それに見合ったプロトコールに変更すべきである（負荷プロトコールの項 p.28 参照）．

2. 患者への事前説明（検査予約時）

検査当日は運動負荷試験の2時間前までに食事をとり，それ以降は食事やカフェインの入った飲み物，喫煙，激しい労作を禁止する．

服薬内容や服薬状況についての確認は不可欠である．医師の指示により休薬して薬効評価や虚血の評価を行う場合，指示を理解しているか確認する．薬物療法や運動療法の有効性を判断するためには，特に指示がない限り通常どおり服薬して検査を行うことが多い．運動負荷試験による低血糖や高血糖，凝固能の亢進等を勘案し，食事をしたら糖尿病の薬を服用することや，抗凝固薬や抗血小板薬の飲み忘れに注意するよう促す．

運動に適した服装，履き慣れた靴で来院，またはそれらを持参するように説明する．

3. 他検査所見の確認

依頼内容は検査前日までに確認し，**表3-5**に示した内容についても確認しておく．これは検査目的や患者の病状を理解するうえで必須である．また中止基準（**表3-6**）[3]や運動負荷による合併症（**表3-7**）[3]についても確認し，起こりうる最悪の事

表3-5　検査前に確認しておくべきデータ

1. 診療録	病歴，合併症，病態の安定性，喫煙歴，整形外科的疾患の有無，検査目的	必須
2. 投薬	硝酸薬，降圧薬，β遮断薬，抗凝固薬，糖尿病薬	
3. 心カテ・CT・手術記録	PCIの有無や病変部位，残存狭窄の有無	
4. 安静時心電図	調律，心拍数，波形	
5. 胸部X線	心拡大，肺うっ血，胸水の有無	
6. 呼吸機能データ	肺疾患の有無，呼吸機能検査	
7. 検体検査	貧血や炎症反応など，異常値の有無	可能な限り
8. 心エコー図	EF，左室径，壁運動，圧較差	
9. Holter心電図	ST低下，心房細動・粗動，上室・心室頻拍	
10. CPXデータ	前回・過去，データ	実施していたら
11. 心筋シンチグラフィ	虚血の有無や病変部位	

表 3-6　運動負荷の中止基準

A. 絶対的	B. 相対的
●**自覚症状**：被験者が中止を要請（息切れまたは下肢疲労がBorgスケール17/20以上），中等度から高度の狭心症状（胸痛5/10以上），中枢神経症状の増大（めまいなど）． ●**他覚所見**：歩行困難，ペダル回転数低下，ふらつき，肺での酸素化不良所見（チアノーゼなど），冷汗，応答不良など． ●**心電図異常**：異常Q波を伴わない誘導でのST上昇（1.0 mm以上）（V1あるいはaVRを除く），持続性心室頻拍． ●**血圧異常**：負荷前値より10 mmHg以上の血圧低下に加え，虚血などほかの所見を伴うとき． ●**心電図または収縮期血圧のモニターの不備**	●**自覚症状**：増悪する胸痛，疲労，息切れ，下肢痛． ●**他覚所見**：喘鳴． ●**心電図異常**：STあるいはQRS変化（2 mm以上の水平または下降型），著明な軸偏位，多源性あるいは3連発以上の心室性期外収縮，上室性頻拍，心房粗細動，房室ブロックなどの不整脈，心室頻拍と区別できない脚ブロックや心室内伝導障害． ●**血圧異常**：過度の血圧上昇，負荷前より10 mmHg以上の血圧低下はあるが，ほかの所見がないとき．

(Fletcher et al, 2001)[3)]

表 3-7　運動負荷試験による合併症

心臓性	徐脈性不整脈 心停止 突然死（心室頻拍/心室細動） 心筋梗塞 急性心不全 低血圧，ショック
非心臓性	運動器の損傷，気管支喘息
不明および その他	ときに数日間続く重症の疲労，めまい，失神，身体疼痛，体調不良を後から感じる状態

(Fletcher et al, 2001)[3)]

態を予測しておくと，有害事象が起きたときの処置に役立つ．

3—検査当日の確認事項と準備

検査前に，患者から書面で同意を得ているかを確認する．依頼票の病名や病歴，内服中の薬剤などを再確認する．患者が検査室に入ってくるときの動作や歩き方から，運動能力を制限するような末梢血管疾患や運動器疾患の徴候がないかを見極めることも重要である．検査予約時と病状が異なる場合があるため，予約を入れた日（前回診察時）から検査当日までに新たな症状の出現，胸痛や呼吸困難などがないかを確認し，心不全の増悪などで，指定された負荷装置やプロトコールを変更する必要がないかなどを見極める．特に狭心症の不安定化を除外することは極めて重要である．患者の中には，担当医に運動負荷試験をしたくないと言えなかったり，検査が禁忌となる症状を話し忘れていたりする人もいるので，医師の指示だけではなく，患者の情報や意思も確認しながら説明をする．これらの検査前の視診や会話から神経精神学的障害の徴候の有無も判断し，問題がなければ検査を行う．

運動負荷試験実施の可否の最終判断は運動負荷試験担当医が行うべきであり，病状の変化などにより運動負荷禁忌（**表 3-3，4**）に該当するときは中止する．

III

1．食事・喫煙

食後すぐに検査を行うと虚血が誘発されやすいので，2 時間以上前に食事を終えたかを確認する. 空腹では血糖値が低下し，最大負荷試験を行うには危険であるとともに，ガス交換比（R）にも影響が出る（低値となる）．

長期の喫煙習慣があると呼吸機能は低下することが多いが，喫煙の急性効果として末梢気道抵抗の増加，カテコラミンの分泌増加や血圧上昇などがある．さらに一酸化ヘモグロビンの増加による酸素輸送能低下が報告されているので[5]，当日の喫煙についても確認する．

2．処方薬の種類と服薬の有無と時間

多くの薬剤は服用 0.5～2 時間後から効果が現れる（**表 3-8**）[6]．被験者が薬物療法を受けている場合は，検査前に処方内容および服薬の有無，服薬時間を把握することが重要である．

虚血性心疾患では硝酸薬や β 遮断薬を服用することにより運動時間が延長する．ベラパミル（パパベリン誘導体），ジルチアゼム（ベンゾチアゼピン系）などの Ca 拮抗薬や β 遮断薬は心拍数や血圧応答を低下させるので，最大心拍数や最大血圧が低下する可能性など，薬剤の影響を考慮に入れて検査をすべきである．

これらの薬剤の服薬忘れや自己中断は，心拍数や血圧の上昇反応が亢進する可能性がある．また，抗凝固薬や抗血小板薬は

表 3-8　薬剤の心拍数と血圧に与える影響

	心拍数		血圧	
	安静時	運動時	安静時	運動時
硝酸薬	↗	↗	↘	→
β遮断薬				
ISA（+）	→	↓	↓↓	↓↓
ISA（−）	↓↓	↓↓	↓	↓
Ca 拮抗薬				
ジヒドロキシピリジン系	↑	↑	↓↓	↓↓
パパベリン誘導体	↘	→	↘	→
ベンゾチアゼピン系	→	↓	↓	↓
ACEI	↘	→	↓	↓
強心配糖体薬	↓	↓	→	→

ISA：内因性交感神経刺激作用
ACEI：アンジオテンシン変換酵素阻害薬

（ACSM，2006）[6] を改変

血栓形成予防薬なので，服用忘れは重大な事故の原因となりうる．

3. プロトコールの説明

Ramp 負荷プロトコールは，「安静期」，軽負荷での「warm-up 期」，徐々に負荷がかかる「漸増負荷期」，運動終了後の「回復期」から構成される．被験者には開始から終了まで約 30 分間かかり，その間自由な会話が制限されることや，トイレに行けないことを説明する．また，心電図電極を装着しながら，使用する負荷装置に即して下記の内容を説明する．

1）エルゴメータ

安静期は自転車に座ったまま動かず，普段どおりの呼吸を維持する．Warm-up 期は，0～20 W 程度の軽い負荷で，ペダルの回転数は 50～60 rpm の範囲でこぐ．Warm-up で心電図や血圧に異常な徴候がみられなければ，ramp 負荷に入り，次第にペダルが重くなることを説明する．回転数計やメトロノームなどを用いて回転数を指示すること，被験者が限界と感じるまでペダルをこぎ続けること，負荷終了後はそのままの姿勢で回復期が終了するまで安静にしていることも説明する．

2）トレッドミル

安静期はベルトの上に立ったまま動かず，普段どおりの呼吸を維持する．Warm-up 期は時速 1 km/h（TR−4J，TR−5J などは 4 km/h）の速度で始まり，速度や角度の変化はないので，少し大股でゆっくり歩く（TR−4J，TR−5J などはジョギング）．原則としては手すりにつかまらず，安全のために手すりに触っても，手を軽く添える程度とすることも重要である．手すりにつかまって運動すると，約 10% 程度運動強度が低下するからである[7)]．

Warm-up で心電図や血圧に異常な徴候がみられなければ ramp 負荷に入り，次第にベルトの速度が速くなり，傾斜が上がっていくこと，被験者が限界と感じるまで歩き続けること，負荷終了後はベルトが完全に止まるまで歩き続けること，ベルトが止まったらそのまま立っていること，回復期が終了するまで安静にしていることを説明する．

3）会話・意思伝達

虚血誘発のための運動負荷心電図検査と最も異なる点は，負荷試験中は異常な事態が起こらない限り，被験者の発言を制限することである．したがって被験者の不安を取り除くために，検査の目的や方法，症状が出現したときや検査を中止したいときのサインなど，意思疎通の方法について具体的な説明をあらかじめ行う．

4）負荷試験の中止についての説明

CPX は予測された心拍数や二重積を基準とせず，症候限界まで行うのが一般的で，被験者に負荷終了基準を十分納得させることが重要である．胸痛，胸部違和感，下肢疲労，息切れなどが出現し，継続困難となった場合は検査を中止する．

虚血性心疾患患者で，過去に胸痛を感じたことがある場合は，胸部症状の程度を表現する**図 3-6** を用い，胸痛の程度は 4～

今までの一番強い胸の症状を 10 としたとき，現在は何番ですか？
声を出さずに，指で指してください．

症状なし	1	2	3	4	5	6	7	8	9	10

図 3-6　痛みの表現法

表 3-9　Borg の自覚的運動強度のスケール表

score		%HR max	$\%\dot{V}O_2$ max
6			
7	非常に楽である		
8			AT 付近 運動処方に利用
9	かなり楽である		
10			
11	楽である	55	40
12			
13	ややつらい	65	50
14			
15	つらい	75	65
16			
17	かなりつらい	85	80
18			
19	非常につらい	95	93
20			

注）%HR max：最大心拍数に対する %.
　　$\%\dot{V}O_2$ max：最大酸素摂取量に対する %.

(Borg, 1982)[8]

5/10 以上の自覚症状が出たら検査を中止する.

中止理由で最も多い下肢疲労や息切れの程度は Borg のスケール表（**表 3-9**）を用いて説明する[8]．筆者らの施設では下肢疲労や息切れの程度が Borg スケール 18〜20 のつらさに達したら, 自覚的最大負荷に達したサインとして被験者が手を挙げ, 終了としている．ただし，検査中に Borg スケールを尋ねると，声を出したり，回転数が低下したりして，呼気ガスデータに影響を与えるため, 1 分ごとに尋ねるようなことはしない．また, Borg スケールは個人差があることを考慮して使用する（健常例や若年者では過少に申告する傾向がある).

検査終了後に迷走神経反射や低血糖により血圧の低下が生じることもあるので，頭がボーッとしたり，気分が悪くなったりしたときにも知らせるよう説明する．特に異常がない限り，運動負荷試験終了後もマスクを装着したまま回復期の測定を行うことも説明する.

4. 心電図の装着と直近の心電図との比較

1）心電図の装着

運動による筋電図の混入を極力避けるため，Mason-Likar（ML）誘導法[9]による12誘導心電図をしばしば使用する．運動時の経時的なST変化をみるうえでは問題ないとされているが，肢誘導電極を体の前面に装着するので，標準12誘導とは肢誘導の波形が異なり，下壁誘導（Ⅱ，Ⅲ，aVF）の波形を変形させたり，Q波が出現したりしてQRSが変型する可能性がある．

肢誘導電極を背面に装着するML変法では，上肢の電極は左右の肩甲骨の上外側端（肩峰）に装着する．上肢の電極間隔が狭いと，I誘導の波形が低電位となる．下肢の電極は左背部の肋骨弓下端付近の外側に装着する．不関電極（アース）は下肢誘導の反対側，または筋電図や電極の揺れが少ない胸骨上端に装着する[3]．これはノイズ混入やドリフトを少なくする方法である．胸部誘導電極は座位で標準12誘導と同じ位置になるよう装着する（**図3-7**）．

体動によるアーチファクトを最小化するために，電極は銀-塩化銀電極が推奨される．安全に検査を行い，正しく心電図変化を解釈するうえで，皮膚と電極の接触が適切でなければならない．最近の使い捨て電極はサイズおよび粘着剤がさまざまに調製されており，電極の大きさや種類も豊富なので，汗に強く，動いてもよれにくく，検査途中で電極が剝がれないものを選ぶ．まず，電極装着部位をアルコール綿で拭いて油分を除き，皮膚が乾いたら剝離テープで皮膚の表層を取り除く．電極の設置後，電極を軽く叩いて圧着が十分か確認する．胸毛がある場合は患者の了解を得たうえで剃毛する．

2）直近の心電図との比較

安静時の心電図は座位，臥位，立位で記録し，直近の標準12誘導心電図と比較し，変化がないことを確認する．これは，臥位で装着すると，起き上がったときに電極と心臓の相対の位置が変化することがあるので，体位によって変化が生じるかを知っておくために必要である．

過換気によってT波が変化するのはよくみられることであ

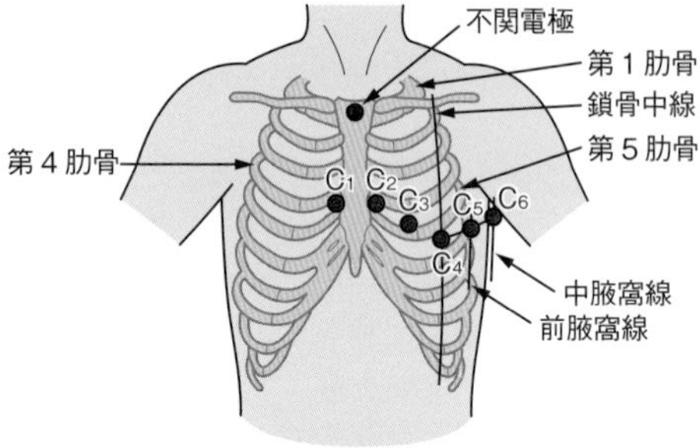

A. 胸部誘導電極の位置

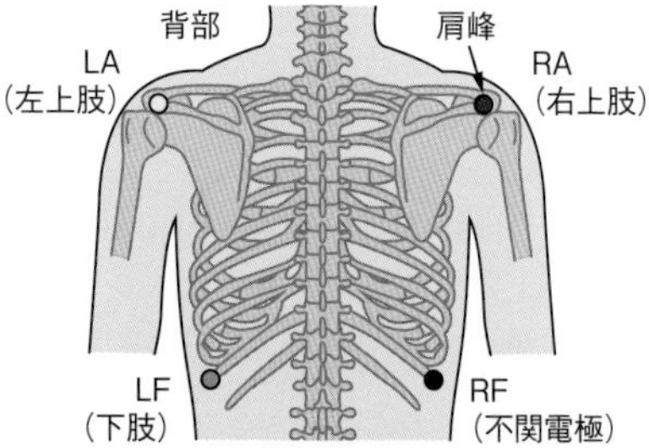

B. 四肢誘導電極の位置

図 3-7　胸部および四肢誘導電極の位置

る．また，頻度は低いが，過換気で ST 低下が生じることもある．

いずれにしても，負荷の禁忌（**表 3-3**，**4**，p.35，36）となる心電図異常の有無を判断する必要がある．

5. 運動負荷心電計（ストレスシステム）

運動負荷試験では，四肢単極誘導および胸部誘導を含む最低 12 誘導を記録する必要がある．心電計は 12 誘導をモニターできるものがよい．不整脈の診断をするためにも，最低 3 本の誘導を連続的に監視することを推奨する．また，危険な不整脈の出現により直流除細動器（電気的除細動：direct current defibrillator）を使用する際，心電計を接続したまま電気ショックを行うことが可能であるか製造元に確認しておく．

軽量でシールドされた誘導コードは体動によるアーチファクトを軽減する．電極ボックスをウエストの体幹側面に装着すると，心電図信号をさらに安定化させることができる．汗で剝がれないようテープで補強するとよい．また，体にぴったりとフィットするようなスポーツウエアは静電気を発生させることがあるので，注意が必要である．女性の場合は乳房のため胸部電極を定位置に装着しにくいことや，体位により位置が大きくずれることがあるので，乳房が動かないようにテープで固定してから装着するとよい．

III

誘導コードと電極ボックスを固定するベルトは直接肌に触れ，汗も付着するので，検査ごとに交換して検査後清浄する．

6．運動負荷血圧計

通常，運動中の血圧を手動で測定するのは煩雑なので，運動負荷用の自動血圧計を利用する．しかし，強い運動強度で体動が激しい場合の拡張期血圧の測定は正確ではない可能性がある．また，自動血圧計では 60 mmHg 以下の血圧は測定できないので，検査中に異常な低血圧となったときは手動測定によって確認する．

カフの位置は患者の心臓のレベルに配置し，血圧計のセンサーは上腕動脈のよく触れるところで，腕を曲げてもカフが折れたり緩んだりしないところに装着する．運動負荷中，血圧が 1 分ごとに測定され，運動強度が上がると血圧も上がるので，検査後半は腕の締め付けが強くなることを患者に説明しておく．

コードが腕や足に当たるとノイズが入り，ノイズを血圧と混同することがあるので注意する．カフのサイズは患者に適したものを選択する．そのため検査室には，成人用，小児用を含むさまざまなサイズのカフを揃える必要がある．カフカバーを用い検査ごとに交換すべきでカフが汗で汚れたら交換し，清潔に保つ．

7．酸素飽和度計（オキシメータ）

研究目的では動脈にカニューレを挿入し，直接動脈血ガス分析を行うこともあるが，通常はパルスオキシメータ（saturation monitor）を装着する．センサーの装着場所は前額部や指先が多い．前額部は固定が楽でずれにくいが，発汗でセンサーが浮くことがある．指先を挟むタイプでは，体動で固定が不安定となりやすい．また，この方法はセンサー装着部の血流が十分にあることが前提の測定法なので，心不全で運動中に末梢の循環不全が起こると酸素飽和度の低下を過大に評価することになる．

8．マスクの装着

1）サイズの選定

マスクのサイズ選択は重要である．マスクが大きいと，目に当たり視界が遮られ不快感と不安が生じる．マスクが小さいと，鼻が圧迫され痛みと呼吸困難感が生じる．また口角がマスクからはみ出していると，呼気が漏れる．接続口のサイズが測定機の流量計に対応するかを確認し，大きさや幅の異なるマスクを数種類揃えておく．それぞれのマスクの死腔量も測定し記録しておくとよい（**図 3-8A**）．

2）装着と呼気漏れの確認

マスクは鼻と口を覆うように装着し，バンドで固定する．頭が小さかったり，頭頂部が尖ったりしている場合には，タオルなどを用いてずれないように工夫する（**図 3-8B** の左）．マスクバンドはきつくなりすぎないように固定し，頭を上下左右に軽く振りずれないことを確認する．体動の激しいトレッドミルのときは特に注意が必要である．筆者らがデザインしたヘッドギア（**図 3-8B** の右）は，頭のサイズに合わせて調節が可能でずれにくい．

マスクが装着されたらマスクの前を軽く押さえ，息を軽く吐き出してもらって，呼気が漏れないことを確認する．このときマスクを顔に押し付けないように注意する．固定が強すぎると被験者が不快に感じて，呼吸に影響を与え，緩すぎると呼気の漏れを生じる．マスクの装着に慣れていないときは，ステンレス製の舌圧子を用いて確認することもできる．マスクの周り（目の下，口の脇，顎）に舌圧子をかざし，息を吐いたときに舌圧子に曇りが生じれば呼気漏れしていることがわかる．

マスク装着方法に起因する呼気の漏れは，検査前のモニタリング時に呼気ガス分析器を用いて再度確認する（次項参照）．一般にマスクを装着すると，肺胞換気量を維持するために 1 回

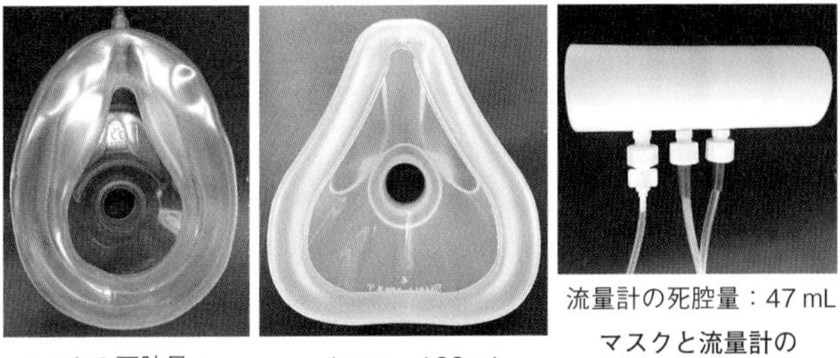

流量計の死腔量：47 mL

マスクの死腔量：
140 mL

Large：160 mL
Medium：140 mL
Small：100 mL

マスクと流量計の
合計死腔量

Large：207 mL
Medium：187 mL
Small：147 mL

A. 死腔

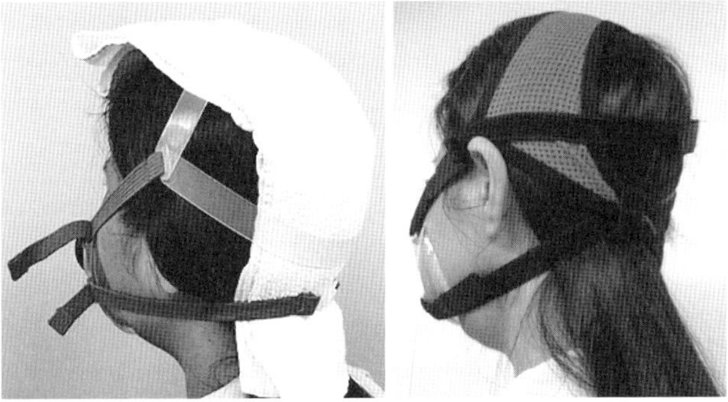

B. マスクの装着

図 3-8　マスクの装着と死腔

マスクは鼻・口の大きさに合わせて選択し，呼気が漏れないように装着する．

換気量が増加する．心疾患や呼吸器疾患，著しい肥満などの患者では軽い呼吸困難感をもち，過換気になることがある．マスクを装着したら不快なことがないかを患者に確認し，検査中は症状が出現しない限り声を発しないことを再度説明する．

マウスピースの場合はノーズクリップを併用し，鼻からの呼吸の漏れを防ぐ．マスクよりも死腔が小さい利点はあるが，マウスピースの噛み方にやや慣れを要する点，唾液溜まりのある特殊なものを用意する必要がある．

検査終了後には使用したマスク，マウスピースとフィルターは患者ごとに交換し，感染防止のため定められた方法で洗浄，滅菌処理を行う．アルコールなどの揮発性ガスはジルコニア酸素電極を損傷するので注意が必要である．流量計はガス滅菌を行う．

9．負荷装置に乗ったら

1）エルゴメータの場合

エルゴメータの場合，サドルとハンドルの位置を調節する．サドルは，ペダルが最下点にある状態で靴のかかとをペダルの中央に置き，膝関節がほぼ伸展位になる高さに調節する．ペダルベルトの幅は，母趾球（親指の付け根）がペダルの軸の直上になるように調節する（**図 3-9A**）．負荷のかからない状態で 2～3 回ペダルをこぎ，被験者のこぎやすい高さに調整する．サドルが低いと股関節に負担がかかり，高すぎると殿部が左右にずれ，痛みを生じる．サドルが硬く殿部が痛くなりそうなときは，タオルやマットを敷いた状態で高さを調整する．

ハンドルの位置は上体がまっすぐになり，肘が 90°より広い角度で曲がるくらいがよい．ハンドルの位置が低いと腕が曲がり血圧が測定しにくくなるだけでなく，背中が丸くなり下を向いてしまうため，1 回換気量が少なくなることがある．ハンドルの位置が高いと，肩に力が入ってしまうため，心電図に筋電図が混入するだけでなく，呼気ガスデータに影響を及ぼす．

回転数計やメトロノームなどを用い，回転数を一定に保つよう指示する．多くの電磁制動型エルゴメータは回転数 40～80 rpm の間で，サーボモータ型エルゴメータでは 10～110 rpm の間で正確な仕事率が設定できる．健常例や心疾患患者の場合，仕事率が増加しても，負荷終了まで 50～60 rpm 程度の一定速度でこぐよう指示する（**図 3-9C**）．なお，特殊な例として，自転車競技選手やトライアスロン選手などでは，回転数を 80～100 rpm でこがせる場合があるが，その場合は使用するエルゴメータの精度を確認する必要がある．

2）トレッドミルの場合

トレッドミルの場合，手すりの高さを調節できるのであれば，被験者の身長に合わせて設定する．歩行時にベルトから落ちることのない位置で，姿勢は上半身を起こして前を見る，手すりには手を軽く添える程度で歩くよう指示する．血圧のカフはエ

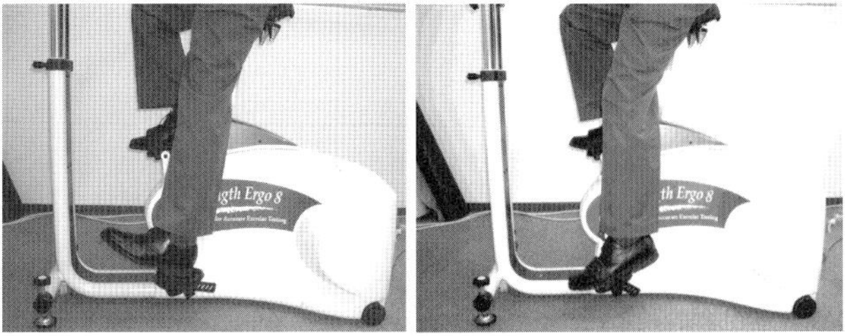

かかとのある靴を履き，かかとをペダルに載せて膝関節を伸ばし，脚がまっすぐになる位置がよい．

その位置で足の母趾球をペダルの軸に合わせると，軽度に膝が曲がり，こぎやすい姿勢となる．

A．サドルの高さ調節

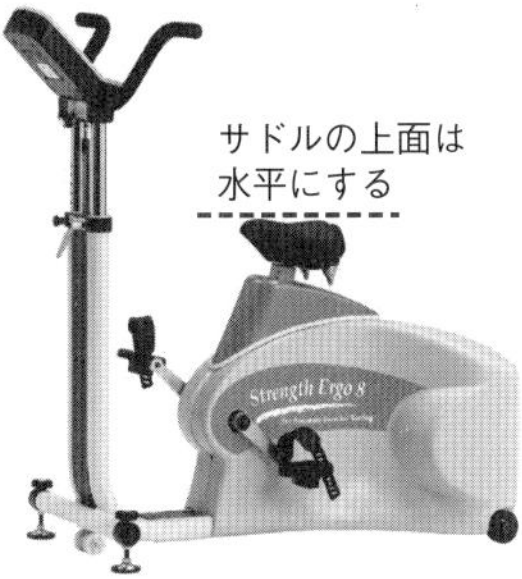

- 座った状態でサドルの上面を水平にし，先端部が上方に上がりすぎないよう，注意が必要である．
- ペダルバンドは患者ごとに緩みのない長さに調節する．

B．エルゴメータの座面

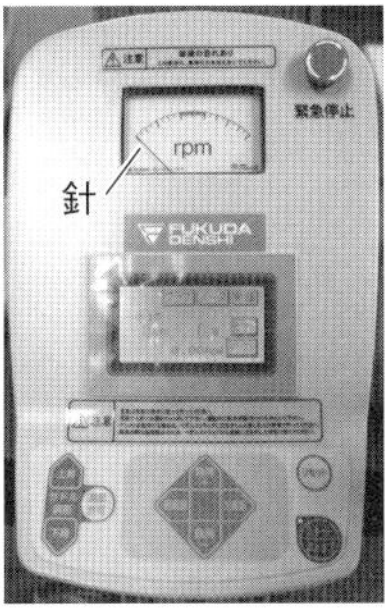

- メーターやメトロノームなどを用い，回転数を一定に保つよう指示する．
- 心疾患患者の場合は50〜60回転程度．
- 図の三菱電機エンジニアリング製エルゴメータでは，針が真上を指すように指示する．

C．エルゴメータの回転数

図3-9　エルゴメータ

ルゴメータの場合と同様に装着するが，送排気用のチューブが歩行に合わせて手すりなどに当たらないよう注意する．

4—試験開始の前に—モニタリングモードでの確認

呼気ガス分析機は定められた方法で較正を行う．その後，各測定機器が安静時の測定値として妥当な値を示しているかを確認する．

1. 血圧，心電図

まず，臥位および座位または立位で，心電図と血圧を記録する．心電図は極端な徐脈または頻脈，負荷試験禁忌となる不整脈がないこと，直近の心電図と比較し，波形に大きな変化がないことを確認する．安静時の収縮期血圧は 180 mmHg 以下で，普段と大きく異なっていないことも確認する．負荷試験禁忌となる血圧，心拍，心電図変化などを見逃さないことが肝要である．

2. 呼気ガス分析の値

準備ができても，すぐに試験を開始せずに，被験者を座位または立位安静とし，心拍数，血圧，呼気ガス指標の値を確認する（**表 3-10**）．肥満例を除き，体重当たりの酸素摂取量が約 3.5〜5.5 mL/min/kg（≒1〜1.6 METs）となり，TV が 600〜700 mL，R（$\dot{V}CO_2$/$\dot{V}O_2$）が 0.82〜0.84 程度となっていれば，マスクからの呼気の漏れはなく，安静時の呼気ガスデータはほぼ正確に測定されていると考えられる．R が高値または低値のときは，再度較正を行う．再較正を行っても，R が 0.9 を超える高値であれば，過換気となっていないかをチェックする．

マスクを装着すると肺胞換気量を維持するためにマスクの死腔分だけ（**図 3-8A**）TV が増加するので，呼吸数（RR；respiratory rate）や TV が予測値から外れていないか確認する．$\dot{V}_E$ は身長により変化するので，小柄な女性なら 6 L/min 前後，大柄な男性なら 10 L/min を超えることもある．過換気の場合は

表 3-10　検査前の確認

A. 安静時データの確認

標準 12 誘導心電図 収縮期血圧 （80〜180 mmHg）

B. 呼気ガスデータ
基準値は概略であり，年齢・性別で異なる．

METs	酸素摂取量（mL/min/kg）÷3.5≒1.1〜1.6
酸素摂取量（mL/min）	体重×3.5〜5.5
ガス交換比；R	0.82〜0.84
分時換気量（L/min）	8〜12
1 回換気量（mL）	体重（g）の 1/100
呼吸回数（f/min）	12〜16

しばらく待てば落ち着いてくるが，R が 0.74 以下や酸素摂取量が 3.5 mL/min/kg（1 MET）以下の場合は，機械の故障や呼気漏れを疑う．呼吸漏れがあっても R は影響されないが，$\dot{V}_E$，$\dot{V}O_2$，$\dot{V}CO_2$ は過小評価される．

5—検査中のデータモニタリング

検査中に検者が話しかけると返事をしてしまう被験者が多いので，できれば AT ポイントを超えるまでは話しかけないほうがよい．検査中の被験者の変化を見過ごさないよう，運動中の顔色，意識レベル，目つき，運動の協調性の変化に注意し，過負荷にならないように検査を進める．通常，最大酸素摂取量を測定するため，ST 変化や重篤な不整脈，血圧の異常反応などの中止理由がなければ，自覚的最大負荷まで行う．

実際の検査データをもとに，検査中のデータモニタリングについて解説する．

1．安静時

安静時は運動を行っていないので，運動強度（$=\dot{V}O_2$）は 1 MET 程度となる（**表 3-10**）．MET とは分時酸素摂取量を体重で割り（mL/min/kg），さらに定数 3.5 で割った値である．したがって，3.5 に体重を乗じると分時酸素摂取量となり，ほぼ

Note

MET(s) とは

MET とは metabolic equivalent の略で日本語では代謝当量や代謝率といい，1 MET は安静時に必要なエネルギー量であって，運動時にはその何倍必要になるかを表すものである．具体的には，40 歳，体重 70 kg の白人男性の座位安静時のエネルギー所要量で，体重当たりの酸素摂取量としては 3.5 mL/min/kg である．MET はエネルギー代謝の簡便な単位として，また運動強度の単位として用いられている．

俗にいう「メッツの表」とは，さまざまな身体活動が安静時の何倍のエネルギーを使うかを表にしたものである．多くは欧米人のデータであり，そのまま日本人に適応するのは問題がある．

これに近い値が測定できていれば，$\dot{V}O_2$ は正しく測定されているといえる．この期間は運動していないので，$\dot{V}O_2$，R，$\dot{V}_E$，心拍数（HR；heart rate）は変動せず横ばいになる．

2．Warm-up

1）エルゴメータの場合

サーボモータ型エルゴメータはスムーズスタート機能が搭載されており，仕事率 0 W から目的の仕事率まで 10 秒程度で到達するが，電磁制動型のエルゴメータではこぎ始めに 80〜100 W 相当の負荷がかかる（負荷装置の項 p.19 参照）．これを防止するために，こぎ始めから 2 回転程度は検者が手でペダルを回し，アシストする必要がある．アシストなしの場合，負荷が強すぎてペダルがこげなかったり，いきんで呼吸パターンに影響を与えたりして，運動開始時の酸素摂取量動態が正確に測定できなくなる．

Warm-up 開始時，すなわち運動開始には，$\dot{V}O_2$ は**図 3–10** に示すように 3 つの相からなる動態を呈する．$\dot{V}O_2$ は AT レベル以下の運動強度であれば，$\dot{V}O_2$ は運動開始から 3 分以内に，$\dot{V}CO_2$ は 4 分以内に定常状態になるとされているので，定常状態になるかを確認する．また，warm-up を 4 分間とするのもその 1 つの理由である．もし $\dot{V}O_2$ が 3 分経ってもプラトーに達せず，右肩上がりに増加したならば，warm-up の負荷が強すぎ，AT を超えていると考える（**図 3–11**）．この場合は，プロトコールを変更し再検査すべきである．

2）トレッドミルの場合

トレッドミルでは，通常時速 1 km の warm-up が採用されている．少し歩幅を大きめに，ゆっくりと歩くように指導し，warm-up 中にトレッドミル歩行に慣れてもらう．

3．Ramp 負荷（図 3–12〜14）

直線的に仕事率を増加する ramp 負荷試験では，運動強度すなわち $\dot{V}O_2$ は仕事率に比例してほぼ直線的に増加する．一方，$\dot{V}CO_2$ と $\dot{V}_E$ は AT 以下の弱い運動強度では直線的に増加するが，強い運動強度になると増加の程度を増す．これは AT を超えると，無気的代謝により乳酸産生が増加し，乳酸が重炭酸イ

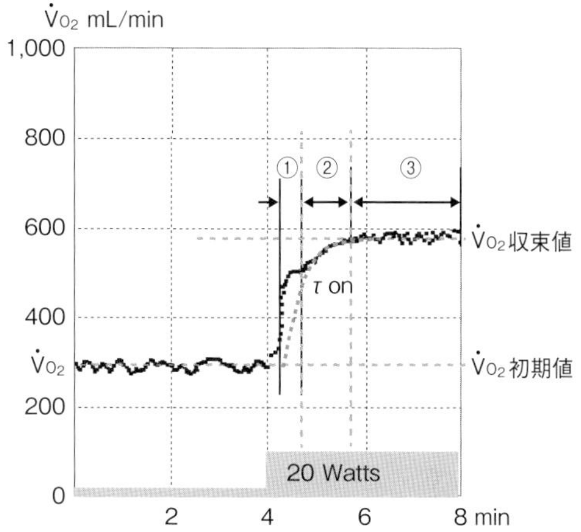

図 3-10　運動開始時の酸素動態

①第Ⅰ相：運動開始直後，肺血流が急激に増加する時期.

②第Ⅱ相：ゆっくりと $\dot{V}O_2$ が上昇する時期で（正常例の時定数は約 30 秒），AT 以下の運動強度では 3 分以内に定常状態に達する.

③第Ⅲ相：AT 以下の連動強度では $\dot{V}O_2$ 曲線はプラトーに達し，定常状態となる.

τ on は第Ⅱ相の $\dot{V}O_2$ データを指数回帰して求める.

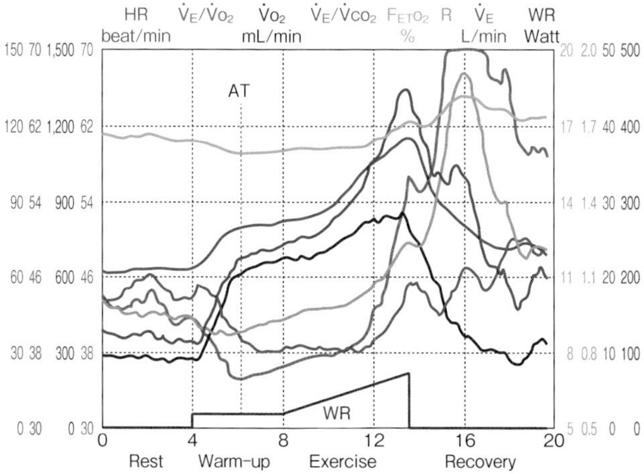

図 3-11　Warm-up で AT 出現

20 W warm-up 中に AT が出現している．$\dot{V}O_2$ も 3 分では定常に達していない. この場合は検査を中止し，0 W warm-up で検査をやり直すべきである.

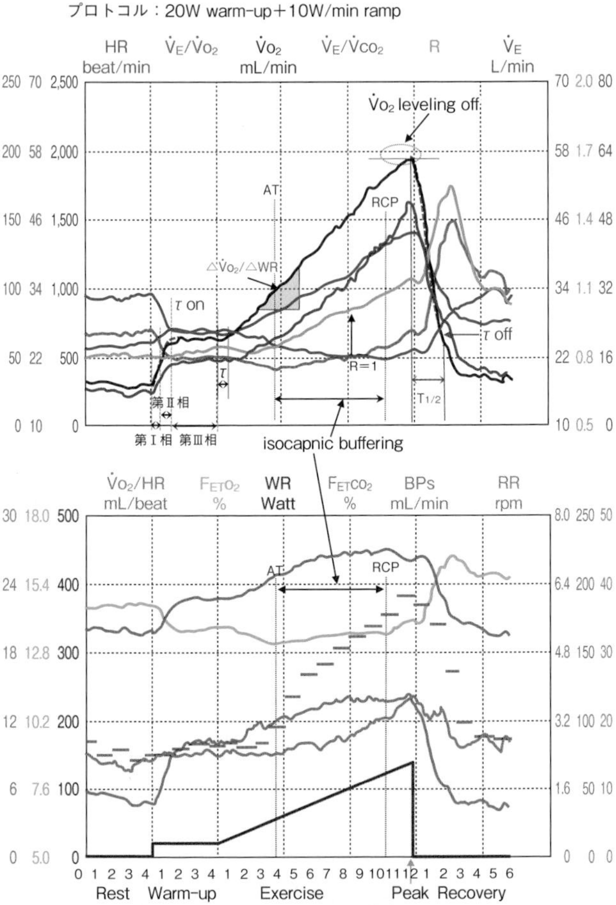

図 3-12　エルゴメータによる CPX 検査結果

オン（HCO_3^-）で緩衝されるときに CO_2 が産生され，$\dot{V}CO_2$ 増加と換気の亢進を招くためである．$\dot{V}_E$ は運動強度が AT を超えても，しばらくは $\dot{V}CO_2$ と平行して増加する．AT 以降では，酸素摂取量に対する換気当量（$\dot{V}_E/\dot{V}O_2$）と呼気終末酸素分画濃度（$F_{ET}O_2$）が増加するが，全身的な代謝性アシドーシス状態は進行していないので，$\dot{V}CO_2$ と $\dot{V}_E$ の関係は保たれ，二酸化炭

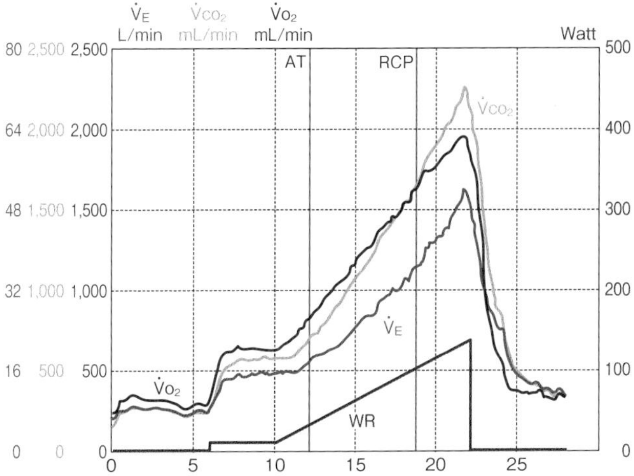

図 3-13　運動中の $\dot{V}O_2$, $\dot{V}CO_2$, $\dot{V}_E$ の変化

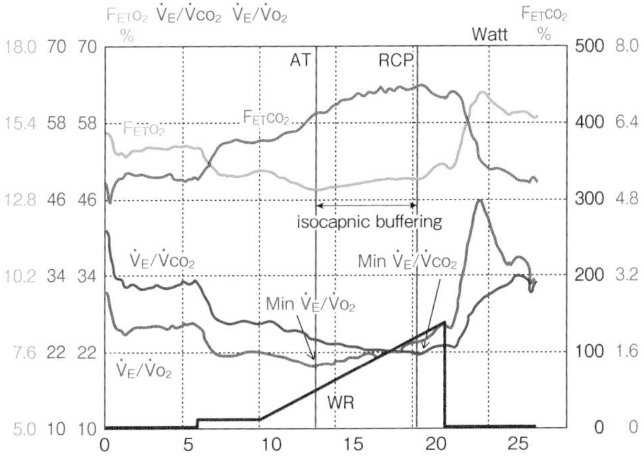

図 3-14　運動中の換気当量と終末呼気分画の変化

素排出量に対する換気当量（$\dot{V}_E/\dot{V}CO_2$）と呼気終末二酸化炭素分画濃度（$F_{ET}CO_2$）は変化しない[10]．この時期を"isocapnic buffering"（増加した乳酸が HCO_3^- によって緩衝され，換気による代償が行われない時期）とよび，AT から代償性過換気が

始まるまでにみられる特異的な現象である．

運動強度がさらに増加し，乳酸産生が増加すると，HCO_3^- による緩衝が不十分となってアシドーシスが惹起され，呼吸性代償が始まる．これを RCP（呼吸性代償開始点；respiratory compensation point）とよび，$\dot{V}_E$ は $\dot{V}O_2$ の増加率を上回って増加する[11)]．

これは，乳酸性アシドーシスに対する呼吸性の代償であり，$\dot{V}_E/\dot{V}CO_2$ は増加，$F_{ET}CO_2$ は減少に転じ，$\dot{V}_E/\dot{V}O_2$ はさらに増加する．症候限界性最大運動負荷試験で最大酸素摂取量（maximal $\dot{V}O_2$：$\dot{V}O_2$ max）を測定するためには，仕事率を増加し続け，$\dot{V}_E$ と $\dot{V}CO_2$ が増加しているにもかかわらず $\dot{V}O_2$ が上昇しない，つまり $\dot{V}O_2$ が頭打ちの状態（leveling off）になるところまで負荷試験を行う．運動終点は被験者の主観に大きく依存するため，終了ポイントの見極めが難しいが，R が 1.2 に達していればエネルギー代謝の面からはほぼ最大負荷といえるので，R が 1.2 に達したかどうかが終了ポイント決定の参考となる．

Ramp 負荷試験が始まったら，負荷に対する $\dot{V}O_2$ の増加の割合（$\varDelta\dot{V}O_2/\varDelta WR$）や AT，R＝1 となる点，RCP がいつ出現するか，そのときの酸素摂取量はどれくらいなのかを観察する．被験者が運動続行可能であっても，$\dot{V}O_2$ leveling off，O_2 pulse（$\dot{V}O_2$/HR）の低下，HR，収縮期血圧（BPs）が低下したら（特に安静時の値を下回ったら）検査を中止する．

呼気ガスデータを表示する画面は，各指標の変化がわかりやすく，検査開始から終了までデータがスケールアウトしない最適なスケールで表示されるよう設定すべきである．

Note

症候限界性運動負荷試験とは

症候とは，自覚症状と他覚所見（徴候）を合わせた意味であり，症候限界性運動負荷試験とは自覚的な中止基準または他覚的な中止基準に該当して運動負荷を中止するまで試験を実施するものである．たとえば，患者が疲労困憊した場合や，心電図異常などで運動を中止すれば症候限界といえるが，予測最大心拍数に達しただけで中止した場合には症候限界性運動負荷試験とはいえない．

負荷試験中は，呼気ガスデータだけでなく，心拍数，血圧，心電図変化，不整脈の有無，自覚症状についても観察する．

6—負荷の終了

1．中止基準

運動負荷試験の中止基準（**表 3-6**，p.38）に示された変化や必要なデータの収集が完了，または被験者が負荷中止の意志を示したら，検査を終了する．被験者の意志は尊重されなければならない．通常，虚血や不整脈などの出現がなく，AT ポイントも出現しておらず，R が 1.0 以下の場合，医師の検査継続指示のもとに負荷試験を続けることが多いが，著明な息切れや疲労感，下肢の疼痛などで運動継続が困難な場合には AT が出現していなくても中止する．

心臓術後早期，急性心筋梗塞，大動脈解離，狭窄性弁膜症の例など，血圧の上昇や頻脈が病態悪化のリスクとなりうる状況で，AT レベルの運動処方作成のための負荷試験の場合は，R＝1 を超えるところまで運動できれば処方に必要な十分な情報を得ることができる．また RCP を超えれば負荷は十分かかっており危険度も増しているので，あまり追い込むような負荷はかけず，患者の顔色や目つき，発汗具合，息づかいに注意して，症候限界で中止すべきである．

2．回復期

運動負荷試験は運動を完全に中止して，各指標が回復するのを観察するのが基本である．しかし，回復期のデータが不要の場合には，低仕事率（0～20 W）で 2～3 分間の cooling-down を行うこともある．これは最大負荷試験後にときどきみられる副交感神経（迷走神経）緊張による徐脈や，骨格筋ポンプの停止に伴う静脈環流量の急激な減少に起因する血圧低下を防止する効果がある．自覚症状や心電図異常および不整脈は最大負荷時から運動終了後数分以内に生じることが多いので，心拍数，血圧および心電図が開始時の状態に回復するまで，注意深く被験者を監視する必要がある．

血圧が急激に低下した場合（**図 3-15**），ベッドに寝かせ，下

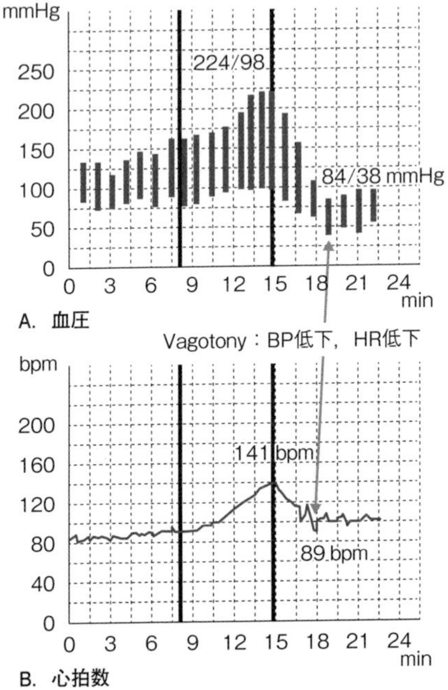

図 3-15　Vagotony（迷走神経反射）
回復期に心拍数，血圧が急激に低下，臥位下肢挙上にて経過観察.

肢を挙上する．血圧が戻ってもすぐに終了せず，座位，立位にして再度血圧が低下しないことを確認する．この間，心電図モニターと血圧測定を続けなければならない．

回復期データの収集は 6 分間程度行い，終了後 10 分間以上は被験者を監視下におく．運動負荷試験による事故は，負荷後半から終了後 10 分以内に多いからである．被験者に何らかの症状や不安感がある場合は重要な症状が消失するまで監視を続け，検査終了後に着替えを終え，検査室を退室する様子をしっかり観察する．また，負荷後の脱水を予防するため，100～200 mL 程度の飲水を促す．

（前田知子）

文献

1) American Thoracic Society, American College of Chest Physicians : ATS/ACCP Statement on Cardiopulmonary Exercise Testing. *Am J Respir Crit Care Med* **167** : 211–277, 2003.

2) Myers J, et al: Recommendations for clinical exercise laboratories: a scientific statement from the american heart association. *Circulation* **119** : 3144–3161, 2009.

3) Fletcher GF, et al : Exercise standards for testing and training: A statement for healthcare professionals from the American Heart Association. *Circulation* **104** : 1694–1740, 2001.

4) 山本雅庸・他：トレッドミル ramp 負荷のための酸素摂取量予測式と臨床応用．日臨生理会誌 **23**：1–13，1993.

5) Koike A, et al : Evidence that the metabolic acidosis threshold is the anaerobic threshold. *J Appl Physiol* **68** : 2521–2526, 1990.

6) ACSM（American College of Sports Medicine），（日本体力医学会体力科学編集委員会監訳）：運動処方の指針，原書第 7 版，南江堂，2006.

7) 土田 秀・他：手すり使用時の Bruce 負荷試験における各ステージの酸素摂取量．日臨生理会誌 **29**：281–286，1999.

8) Borg GA: Psychophysical bases of perceived exertion. *Med Sci Sports Exerc* **14** : 377–381, 1982.

9) Mason RE, Likar I : A new system of multiple-lead exercise electrocardiography. *Am Heart J* **71** : 196–205, 1966.

10) Wasserman K: Breathing during exercise. *N Engl J Med* **298** : 780–785, 1978.

11) Wasserman K, et al : Effect of carotid body resection on ventilatory and acid-base control during exercise. *J Appl Physiol* **39** : 354–358, 1975.

IV
データ・指標の解析と報告書の作成

1—データと指標の解析

心肺運動負荷試験（CPX）では，負荷中の心電図所見，負荷に対する心拍数や血圧の応答，酸素飽和度の変化に加え，呼気ガス分析による換気（外呼吸）や心血行動態，エネルギー代謝（内呼吸）の変化を観察できる．これらにより，運動制限を引き起こした原疾患の鑑別診断や病態生理の解明が可能となり，治療法選択や治療効果の判定，生命予後の推定，運動処方の作成などに利用できる．

1．心電図

心電図は運動負荷心電図と同様に，虚血の判定や運動誘発性不整脈などが診断できる．また心拍数応答やペースメーカ患者での至適プログラムの決定に欠かせない．

1）虚血判定

判定を行う際は，検査が適切に行われたか（十分にストレスを与えられたか），自覚症状の有無，負荷を中止した理由は何かをまず確認する．いうまでもなく，自覚症状と ST 変化が虚血判定の主な指標である．補助診断として用いられる HR–ST loop は，心拍数を X 軸，ST–T 変化を Y 軸として運動開始から終了までをプロットし，有意な ST 低下に加え，その動きが時計方向回転であれば虚血の可能性が高いと判断できる（**図 4–1**）．同様に，陰性 U 波や房室ブロック，心室頻拍の出現も虚血を示唆する重要な副所見である．基本的には ST の虚血性変化の有無で陽性・陰性（**図 4–2**）[1] を判定し，偽陽性や偽陰性の可能性がないかを付記する．

偽陽性や偽陰性になる要因を**表 4–1，2**[1] に示す．対象患者に要因がある場合の多くは，疾患や薬剤の影響によるもので，判定にどのような影響を及ぼすか知られているので，専門書を参照されたい[1, 2]．また陽(陰)性であっても，偽陽(陰)性を念

A. 運動負荷試験陽性

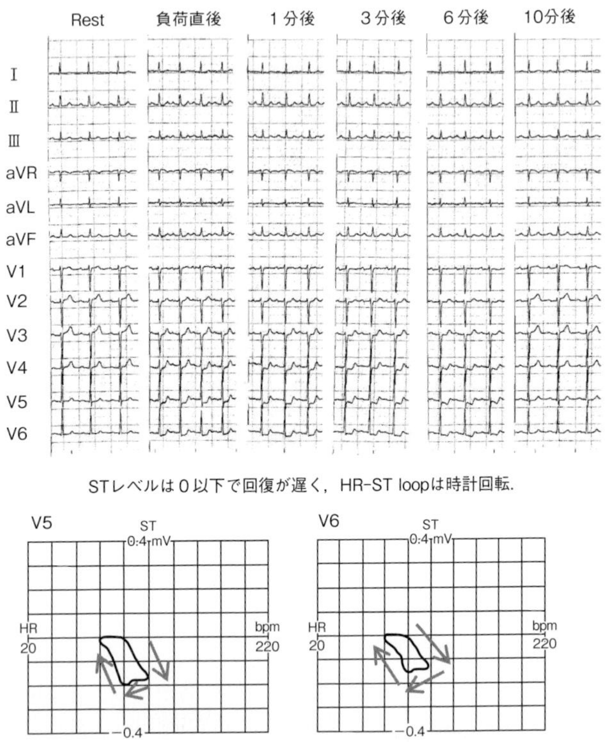

図 4-1　HR-ST loop

つづく

頭に置いて疑ってみる必要がある場合を**表 4-3** に示した．

冠動脈疾患に対する運動負荷心電図の感度は約 70%，特異度は 77% 程度とされており，負荷心筋シンチグラフィーや冠動脈造影に比べると感度，特異度とも低いが，Duke treadmill

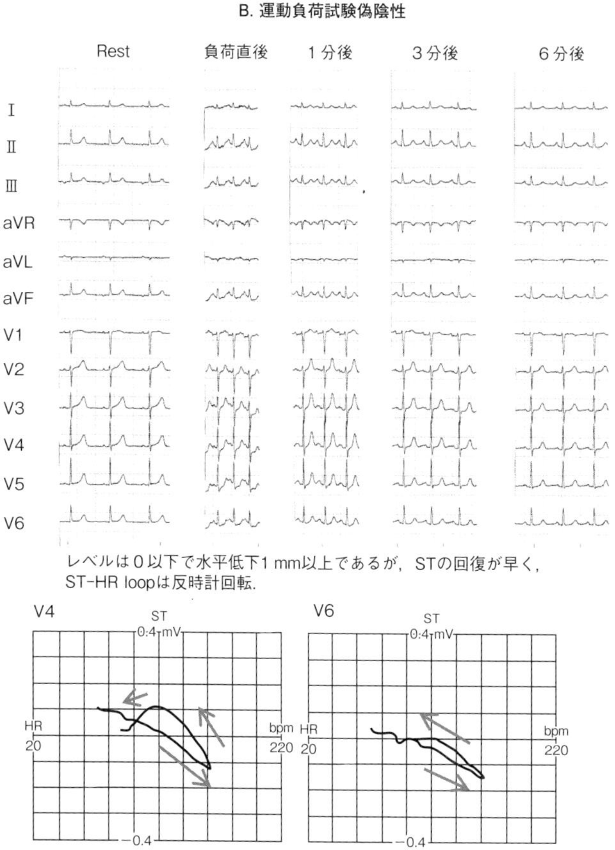

図4-1　HR-ST loop（つづき）

score[3] を用いれば感度，特異度ともに改善し，運動中の虚血有無や運動時間，運動耐容能から生命予後を推定することができる（**図4-3**）[4]．

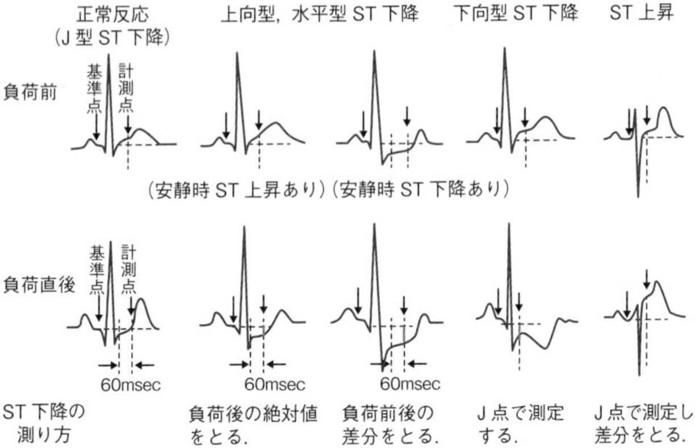

図 4-2　ST 低下判定―運動誘発 ST 優位の計測法

計測点：水平型，上向型は J 点から 60 ms 後，下降型は J 点で計測.

ST 分節：安静時が基線より上の場合は基線から，基線より下の場合は安静時のレベルから計測.

陽性：水平型：1 mm 以上の低下.
　　　下降型：1 mm 以上の低下.
　　　上向型：2 mm（1 mm）以上の低下.

陰性：上記以外（境界型上向型：1 mm 以上 2 mm 未満の低下).

(川久保，2010)[1]

表 4-1　運動負荷心電図における偽陽性の要因

A. 対象の特性	B. 技術的要因
● **疾病** 心室内障害 （左脚ブロック, WPW 症候群） 女性 体位性 ST 変化のある例 肥大型心筋症，左室肥大 僧帽弁逸脱症 低カリウム血症 ● **薬物** ジギタリス製剤, キニジン, 抗うつ薬	● **運動負荷法** 高い心拍数 ● **心電図記録法** 電極装着不良，体動による基線動揺 下壁誘導（Ⅱ，Ⅲ，aVF） ST 計測法の誤り ● **ST 判定法** 下降度を過大評価 上向型 ST 下降を陽性と判断 ● **冠動脈造影の判定基準** 狭窄度を低く判定

(川久保，2010)[1]

表 4-2　運動負荷心電図における偽陰性の要因

A. 対象の特性	B. 技術的要因
● **疾病** 陳旧性心筋梗塞 1 枝病変例 回旋枝病変例 ヘミブロック 虚血性心機能不全 ● **薬物** ジギタリス製剤 抗狭心症薬	● **運動負荷法** マスター負荷法 到達心拍数が低い 不十分な負荷（HR×BPs<25,000） ● **心電図記録法** 電極装着不良，体動による基線動揺 電極位置不良 誘導数が少ない ST 計測法の誤り ● **ST 判定法** 下降度を過小評価 境界変化を異常としない ● **冠動脈造影の判定基準** 狭窄度を高く判定

（川久保，2010）[1]

表 4-3　偽陽性・偽陰性を示唆する所見

	偽陽性を疑う所見	偽陰性を疑う所見
対象の特性	閉経前女性で非定型的胸痛.	男性の典型的な胸痛.
負荷試験中の所見	負荷中に胸痛がない. 運動耐容能が良好. 最高心拍数が高い.	負荷中に狭心痛あり. 負荷中の血圧上昇不良または下降.
負荷心電図の所見	負荷中 2 mm 以上の ST 低下が回復期 1 分以内に基線に戻る. 回復期に初めて出現する ST 下降. aVR 以外で ST 上昇がない. HR-ST loop が反時計方向回転.	U 波の陰転. 左軸偏位出現. 左房負荷と V5 誘導で中隔性 Q の減高または消失. ST 上昇がある. HR-ST loop が時計方向回転.

（川久保，2010）[1]

Note

Duke treadmill score とは

Duke 大学の Mark らが提唱した虚血性心疾患の予後推定のためのスコアリングシステムである．運動負荷プロトコールは Bruce の多段階漸増法を用い，次の式でスコアを算出する．

トレッドミルスコア＝運動時間（分）−5×最大 ST 下降度（mm）
−4×胸痛指標

胸痛がなければ 0 点，胸痛があれば 1 点，胸痛が運動中止理由なら 2 点．

リスク	トレッドミルスコア	平均年間死亡率	5 年生存率（%）
低	≧+5	0.25〜0.50	97
中	-10〜+5	1.25〜2.0	91
高	≦-11	5.0〜7.0	72

(Mark et al, 1987)[3)]

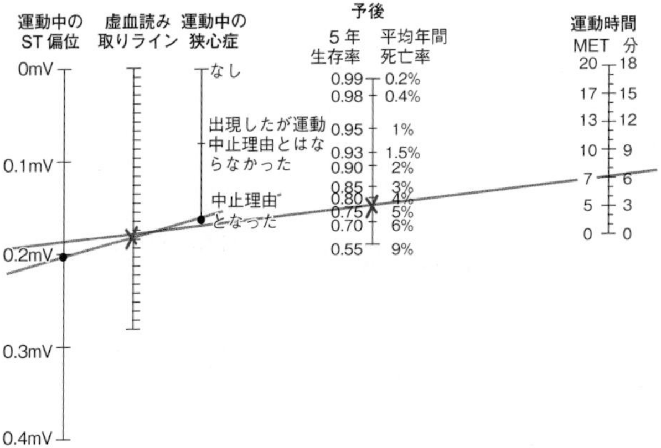

図 4-3　Duke treadmill score を使った予後推定モノグラム

(Fletcher et al, 2001)[4)]

非典型的な胸痛を呈した症例（55 歳，男性）の運動負荷試験結果を示したモノグラム．この患者は，労作狭心症により試験を中止する前に，7 METs の運動強度に達した．最大運動で，0.2 mV の水平型 ST 下降が認められた．予測された年間の心血管死亡率は 4.5%と高い．

Note

運動負荷心電図の虚血判定の記載法

虚血判定は，あくまでST変化によって行われるものである（**図4-2**）．したがって，「右脚ブロックのため判定不能」といった記載は誤りである．もし，ST変化が基準を満たさなければ「陰性」とする．もし満たせば，「陽性，ただし脚ブロックでありSTは主棘の反対側への偏位であるため，偽陽性の可能性が高い」などと記載すべきである．同様にST偏位から陽性と判定した場合，次などのように記載する．

「陽性，ただしジギタリス製剤服用中のため，偽陽性の可能性が高い」

「陽性，ただしWPW症候群でΔ波を認めるので，偽陽性の可能性がある」

「陽性，ただし左室肥大所見を伴うので，偽陽性の可能性がある」

「陽性，ただしHRの回復に比しSTの回復が速やか（HR - ST loopが反時計方向回転）であるため，偽陽性の可能性が高い」

また，判定が陰性の場合でも次のように記載する〔**表4-1～3**参照〕．

「陰性，ただし負荷不十分（二重積＜25,000）のため，偽陰性を否定できない」

「陰性，ただし陰性U波の出現を伴っており，偽陰性の可能性がある」

確度（可能性）の表現については，「可能性が高い」>「可能性がある」>「否定できない」の順となるので，所見により使い分ける．

なお，左脚ブロックの場合は，「左脚ブロックのため判定不能」と記載することが慣習的に容認されている．

2）不整脈

どのような不整脈が運動負荷中のどの時点で出現したのかが重要である．運動負荷前から出現していた場合は，仕事率や心拍数の増加で不整脈の増減の有無を，負荷中に不整脈が出現した場合は，そのときの心拍数や心電図虚血性変化の有無を確認する．虚血の出現に加え不整脈が出現すると，心拍出量の低下がさらに増強するので危険である．

運動処方を出す場合，処方する運動強度で危険な不整脈が出ていないことを確認する（通常，3 連発以上の心室性期外収縮や心房粗細動，上室頻拍，Ⅱ度以上の房室ブロックなど）．

3）心拍数応答

運動負荷中の心拍数は，AT 付近までは副交感神経活性の低下により，AT 以上は交感神経活性の上昇により増加する．健常例では加齢により安静時, 運動負荷時の心拍数は低下する（**図 4-4**）[5]．年齢別の予測最大心拍数は女性より男性が若干高く，エルゴメータよりトレッドミルのほうが高いが，個体差が大きい．CPX の場合，心拍数だけではなく代謝指標で運動強度を推定できるため，予測最大心拍数を用いて算出した「目標心拍数（target heart rate)」を負荷中止の基準とすることはない．

一方，心筋梗塞や心臓術後，慢性心不全では副交感神経活性の低下や交感神経活性の亢進のために安静時心拍数は上昇し，運動負荷に対する上昇反応は低下する（変時性応答不全：chronotropic incompetence)．さらにこれらの疾患には心拍数の上昇を抑制する β 遮断薬を処方することが多い．β 遮断薬は安静時のみならず，運動中の心拍数の増加も抑制する（p.40，**表 3-8**）．また，運動中に血圧上昇が強いと心拍数上昇が抑えられることもある．

日本人の健常例では，10 W/min の ramp 負荷試験での心拍数の増加の割合である⊿ HR/⊿WR の基準値は, 0.62 ± 0.17（mean ± SD）である[5]（**図 4-5**）．つまり, 10 W/min の ramp 負荷では,心拍数は毎分 6 心拍程度増加する．運動中の⊿ HR/⊿WR が 0.8 を超えるようであれば心拍数応答は亢進しており，0.45 を下回るようであれば低下していると考える．ただし，心拍数応答は年齢とともに減弱する．

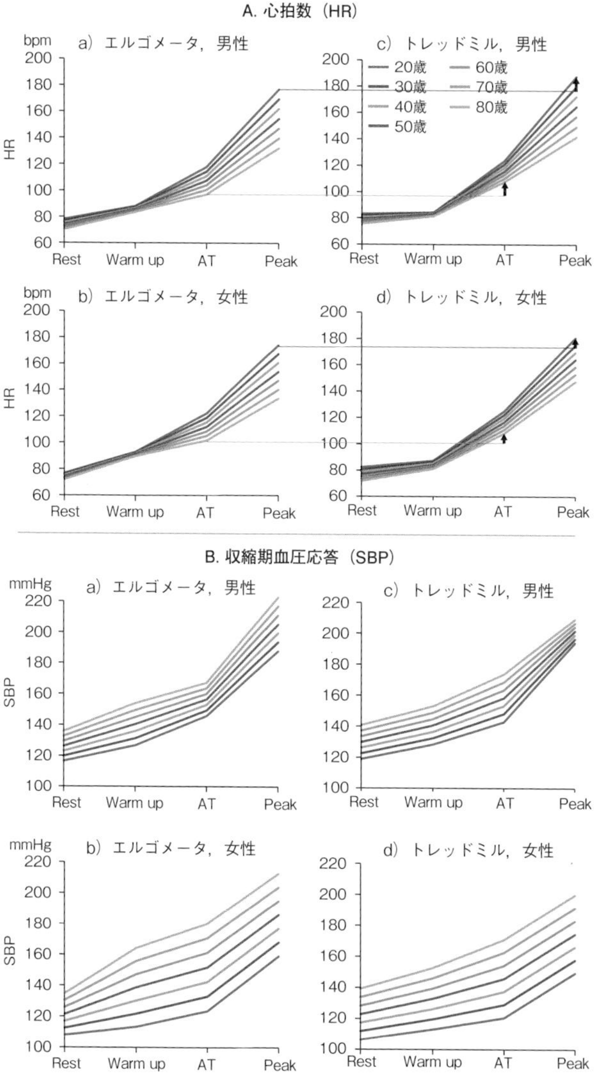

図 4-4　日本人の心肺運動負荷試験（CPX）中の心拍数（HR）と収縮期血圧（BPs）応答 (Itoh et al, 2013)[5]

なお，運動様式は心拍数と血圧応答に影響を与え，エルゴメータよりもトレッドミルのほうが AT 時と最高負荷時ともに心拍数は高値となる．

2. 血圧応答

血圧は安静時，運動時ともにすべての年齢層において女性より男性のほうが高いが，加齢による上昇の程度は女性のほうが大である[5]（**図 4-4**）．AT を超えると，交感神経が活性化され，心拍出量の増加に加えて血管拡張は減弱するので収縮期血圧が上昇する[5]（**図 4-6**）．したがって，収縮期血圧は AT 付近から上昇の程度が急峻となる．

AT 付近から交感神経活性が高まることは，血圧だけでなく心拍数にも影響を与えるので，二重積（心拍数×収縮期血圧）

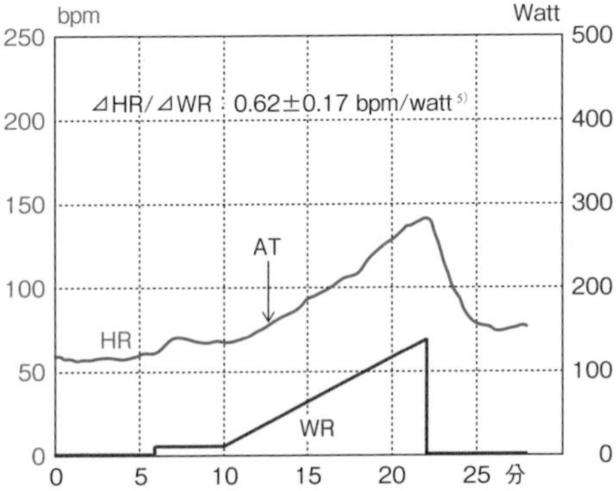

図 4-5　⊿ HR/⊿WR（前田知子，運度処方講習会テキスト，2019）

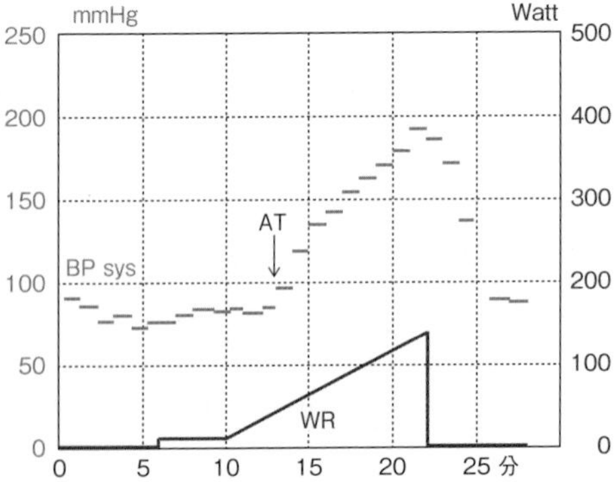

図 4-6　血圧応答（前田知子，運度処方講習会テキスト，2019）

の増加は大きくなる．すなわち，二重積（pressure rate product：PRP または double product：DP）は AT 付近で変曲点をもって上昇する．この点を DPBP（double product breaking point）とよぶ[6]．心筋酸素需要量は，二重積に比例するとされるので，AT 以上の運動ではそれ以下の運動に比して心筋酸素消費量の増加が著しいことが推測される．また，この現象は AT を決定するうえで助けになる．

運動終了後，迷走神経反射（vagotony）により急激に心拍数や血圧が低下することがある（**図 3-15**，p.58 参照）．特に運動不足の健常例がかなり強い運動をした直後に起こりやすく，安静時から副交感神経活性の低い心不全例などでは比較的稀である．

Note

「感度」と「特異度」，「偽陽性」と「偽陰性」

検査の有用性を評価する指標として，感度（sensitivity）と特異度（specificity）がある．ある疾患について，その検査が疾患の有無をどの程度正確に判定できるかを示す指標である．「感度」が高いということは，その疾患に罹患していれば大部分の患者が検査陽性になることを意味し，疾患に罹患した患者の中で検査陰性になる者，すなわち偽陰性になる者が少ないことを意味する．「特異度」が高いということは，その疾患に罹患していない者の大部分が検査陰性になることを意味し，特異度が高ければ偽陽性になる者が少ないことを意味する．つまり感度が高い検査で検査陰性となれば，その疾患に罹患している確率は低く，特異度が高い検査で検査陽性となれば，その疾患に罹患している確率が高いことを意味する．

偽陰性（false negative）は虚血があるにもかかわらず，検査で「陰性」と判定され，見逃し例（interval case）ともいわれる．偽陰性率は，「1－感度」として計算される．偽陽性（false positive）は虚血がないにもかかわらず，検査で「陽性」と判定され，偽陽性率は，「1－特異度」として計算される．

3．経皮酸素飽和度（SpO_2）モニター

労作時の息切れの鑑別には経皮酸素飽和度（SpO_2）モニターを装着しておくとよい．正常値は97～100％で，安静時より4％以上低下したらdesaturation（不飽和化）ありとして，呼吸器疾患や右→左シャントを疑う．

4．呼気ガス分析の指標

呼気ガス分析は肺におけるO_2・CO_2のガス交換，循環系のO_2輸送能，末梢組織，特に活動筋のエネルギー代謝を観察できる．運動中の循環機能をみるうえで，酸素摂取量動態は極めて重要である．実測しているのは，呼気と吸気の換気量と呼吸数（流量計），酸素濃度と二酸化炭素濃度（酸素濃度計，二酸化炭素濃度計）である．$\dot{V}_E$はTVを1分間積算することで求められる．分時酸素摂取量（＝酸素摂取量$\dot{V}O_2$）は，呼気相の大気と呼気の酸素濃度差に呼気量を乗じ（1回酸素摂取量），1分間積算することで1分間当たりの酸素摂取量$\dot{V}O_2$（mL/min）として得られる．分時二酸化炭素排出量$\dot{V}CO_2$（mL/min）は，呼気相の大気と呼気の二酸化炭素濃度差に呼気量を乗じ（1回二酸化炭素排出量），1分間積算することで得られる．

さらに$\dot{V}CO_2$を$\dot{V}O_2$で除したガス交換比（R），$\dot{V}_E$を$\dot{V}O_2$や$\dot{V}CO_2$で除した酸素摂取量に対する換気当量（$\dot{V}_E/\dot{V}O_2$）や二酸化炭素排出量に対する換気当量（$\dot{V}_E/\dot{V}CO_2$），$\dot{V}O_2$を心拍数で除したO_2 pulseなどをリアルタイムでモニターに表示する．

呼気ガスデータはbreath by breathで，呼気相が終了した時点で1呼吸ごとに表示される．しかし，このままでは変動が大きく，全体像を把握したりATやRCPなどを決定したりするのは困難であるため，移動平均という手法を用いてスムージングを行い，解析しやすい状態に加工する．移動平均は，直近の定められた数の値を相加平均計算することによって求められる．CPXの実施中には，8呼吸を1つの点としてモニターに表示する「移動平均：8」を用いて表示するのが一般的である（**図4-7**）．

検査中にリアルタイム表示させる指標は多くの機種で任意で選べるが，検査中の安全確保や，ATやRCPの出現がすぐにわ

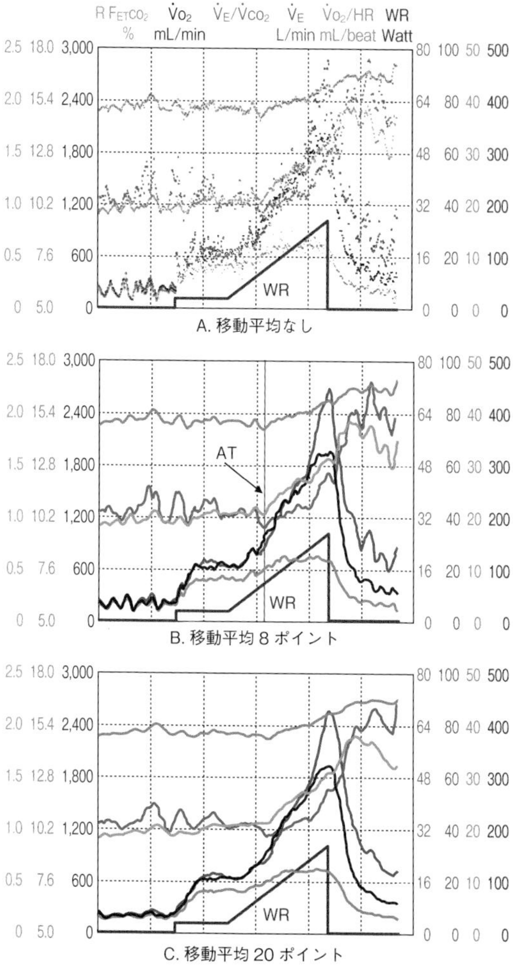

図 4-7　移動平均

移動平均なし（上段）ではばらつきが多く，AT 決定のための変曲点がわかりにくい．移動平均は 8 ポイント（中段）を基準とし，呼吸が安定して入れば移動平均を 5 ポイント程度まで下げて解析してもよい．移動平均をかけ過ぎる（移動平均：20 ポイント：下段）と波形の振幅が減衰し，最大負荷時の $\dot{V}O_2$ leveling off や $\dot{V}O_2$/HR の低下を見落とし，過負荷の原因となる．また AT 決定のための，変曲点も変わることがある．

かるような必要最低限の項目の組み合わせを設定する．通常は8～12 項目を選ぶことが多い．また，測定項目ごとに表示色を決めておくと，検査中にどのグラフに注目すべきかがわかりやすく，安全性も高まる（**表 4-4**）．スケールについても，心疾患例と健常例用に 2 種類のデフォルトを決めておくと，検査中にスケールの変更が少なくなり，被験者の異常を把握しやすい（**表 4-5**）．

表 4-4　測定項目の表示色（本書の例）

パラメータ	色（本書の例）
HR（beat/min）	赤
BPs（mmHg）	グレー
$\dot{V}O_2$（mL/min）	白・黒
$\dot{V}_E$（L/min）	濃青
R	黄茶
$\dot{V}_E/\dot{V}O_2$	緑
$\dot{V}_E/\dot{V}CO_2$	濃ピンク
$F_{ET}O_2$（%）	薄緑
$F_{ET}CO_2$（%）	ピンク
O_2Pulse（mL/min/beat），$\dot{V}O_2$/HR（mL/beat）	オレンジ
RR（rpm）	紫
TV（mL）	青
SpO_2（%）	濃紫
$\dot{V}CO_2$（mL/min）	黄色
ST（mm）	水色
WR（Watt），Speed（km/h）	濃茶
rpm（rpm），Grade（%）	薄茶

本書での測定項目（パラメータ）の表示色を示す．

2—呼気ガス分析データの解析

呼気ガスデータを解析するときには，測定した一呼吸ごとの数値を補完法を用いて3秒ごとの数値に変換したうえで，8ポイント前後の移動平均を行って表示することが多い．しかし，被験者の呼吸データの変動（バラツキ）が少なければ，5ないし6ポイントの移動平均，逆に変動が大きければ，10ポイント程度の移動平均により，変曲点を指摘しやすい程度のスムージングを行う．

解析画面に表示するグラフのスケールは多くの機種で任意で変更できるが，ATやRCPの決定，$\dot{V}O_2$やHRと仕事率の関係などがわかりやすいスケールを設定する．スケールを大きく設定しすぎて指標が画面の下方に表示されたり，逆にプロットがスケールアウトしたりしないよう適切な範囲を選択する．しかし，あまりに多くのスケールを使うと，症例間の差がわかりにくくなるので，臨床ではせいぜい2種類程度のグラフのスケールを用いる（**表4-5**）．同一患者でのデータの比較を行うときは，スケールを合わせてから比較すると，$\dot{V}O_2$や心拍数の変化がわかりやすい．

Note

検査実施中のモニター画面

多くの呼気ガス分析器では，複数の測定パラメータをモニターできる．検査の妥当性や安全性をモニターするうえで，仕事率，心拍数，収縮期血圧は必須である．呼気ガスデータとしては酸素摂取量（$\dot{V}O_2$），ガス交換比（R），分時換気量（$\dot{V}_E$），$\dot{V}_E/\dot{V}O_2$，$\dot{V}_E/\dot{V}CO_2$，O_2 Pulse（$\dot{V}O_2$/HR），$F_{ET}O_2$，$F_{ET}CO_2$，呼吸数（RR）などに加え，シャント疾患や呼吸器疾患が疑われる場合には経皮酸素飽和度（SpO_2）をリアルタイムでモニターする．

術後早期や心筋梗塞急性期に，運動処方を目的としてCPXを行う場合には，検査中にATが出現したかどうかを判定できれば，安全性が高まる．その場合の呼気ガスデータはR，$\dot{V}_E/\dot{V}O_2$，$\dot{V}_E/\dot{V}CO_2$，$F_{ET}O_2$，$F_{ET}CO_2$など，AT決定に関与するものを必ずモニターする．

表 4-5　呼気ガス分析器の初期設定

	心不全例 サルコペニア例 NYHA Class Ⅲ・Ⅳ	高齢患者・心不全例 NYHA Class Ⅱ	比較的元気な 中高年患者 NYHA　Class Ⅰ	若年者 中年健常例	アスリート
$\dot{V}O_2$（mL/min）	0～1,000	0～1,500	0～2,500	0～3,000	0～4,500
$\dot{V}CO_2$（mL/min）	0～1,000	0～1,500	0～2,500	0～3,000	0～4,500
$\dot{V}_E$（L/min）	0～50	0～60	0～80	0～100	0～150
HR（beat/min）	0～200	←	←	0～250	←
R	0.5～2.0	←	←	0.5～2.5	←
$\dot{V}_E/\dot{V}O_2$	20～100	20～80	←	10～70	10～60
$\dot{V}_E/\dot{V}CO_2$	20～100	20～80	←	10～70	10～60
F_{ETO_2}（%）	8.0～20.0	8.0～18.0	←	5.0～20.0	←
F_{ETCO_2}（%）	0.0～8.0	←	←	2.0～10.0	←
$\dot{V}O_2$/HR（mL/beat）	0～30	←	←	0～50	←
RR（rpm）	0～80	←	←	←	0～100
WR（Watt）	0～500（100）*	0～500（150）	0～500（250）	0～500（300）	0～500（450）

CPX 開始前に被験者の特性に対応して，各指標のスケールを決定すると，検査中に曲線が重なることが少なく，判読しやすい．$\dot{V}O_2$ の上昇の程度（⊿$\dot{V}O_2$/⊿WR）を負荷試験中に判断しやすくするために，基準範囲が示されない呼気ガス分析器（インターリハ社製 CPEX-1，シラー社製 CARDIOVIT CS-200 以外）では，WR（仕事率）のスケールは $\dot{V}O_2$（酸素摂取量）のスケールの 1/10 とする．

←：左と同じ．

1. 各ステージの解析区間（図 4-8）

一段階負荷試験や多段階漸増負荷試験では各ステージの最後の 1 分間の平均値を計測する．ここでは，ramp 負荷試験での解析区間を解説する．

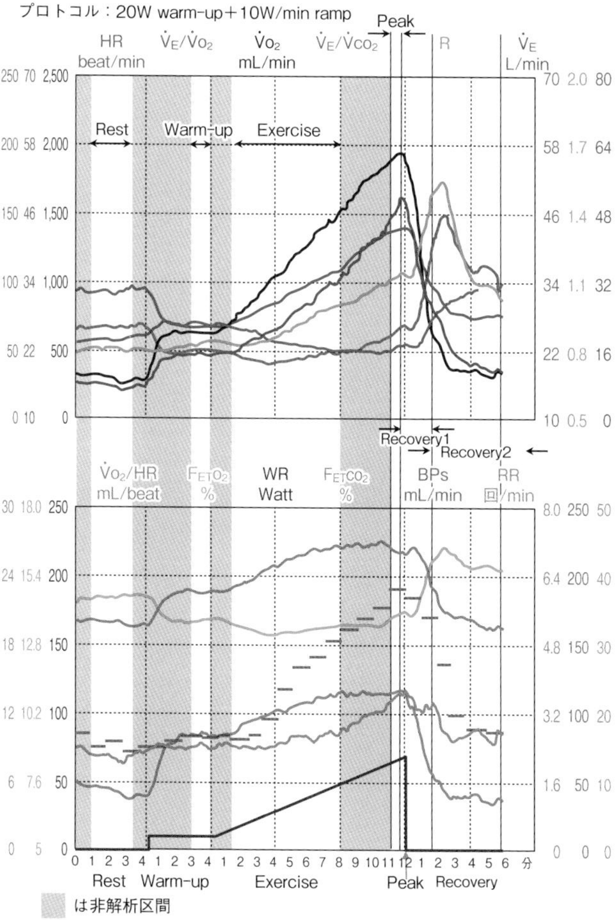

図 4-8　解析区間の決定

1）安静時（Rest）

$\dot{V}O_2$ やその他の変動が小さく安定した区間をなるべく広く選択し，各指標の平均を求める．

2）ウォームアップ（Warm-up）

Warm-up の最後の 1 分間で，もし換気や $\dot{V}O_2$ が不安定な場合は，安定している区間を 1〜2 分間選択し，一次回帰して平均を求める．

3）漸増負荷中（ramp 負荷）

Ramp 負荷は $\dot{V}O_2$ がほぼ直線的に増加するプロトコールなので，負荷を開始すると 30 秒〜1 分程度の遅れをもって $\dot{V}O_2$ は上昇を開始し，虚血の出現などがなければ AT 付近まで直線的に増加する．横軸に時間を取った time trend 法による AT の決定には, ramp 負荷開始 1 分後付近の $\dot{V}O_2$ の直線的増加が始まった時点から，RCP までの $\dot{V}O_2$ を一次回帰し，後述する方法で決定された AT 時の $\dot{V}O_2$ を読み出す．なお，AT は V slope 法でも決定可能であり，その場合は時間経過を無視して決定するので, 回復期以外の $\dot{V}O_2$ データを使用する〔AT の決定方法（p.86）を参照〕.

⊿ $\dot{V}O_2$/⊿WR の決定には，ramp 負荷開始後 1 分後付近の $\dot{V}O_2$ の直線的増加が始まった時点から AT を超えるあたりまでの $\dot{V}O_2$ を一次回帰して傾きを計算する．$\dot{V}_E$ vs. $\dot{V}CO_2$ slope は $\dot{V}_E$ を縦軸に，$\dot{V}CO_2$ を横軸に取って，warm-up 開始時から RCP までをプロットし，一次回帰して傾きを計算する．

4）最大（高）負荷時（Peak）

負荷終了から手前 30 秒間を解析区間とし，平均値を求める．Peak $\dot{V}O_2$ や peak $\dot{V}_E$ などの呼気ガスデータは通常この方法で計算する．心拍数は，運動負荷心電計から出力される数値は既に移動平均が行われているので，そのままの値を採用する．血圧は負荷中最後の測定値を peak 時のデータとする．

5）回復期（Recovery）

負荷終了から検査終了までの区間で，この間はほとんどすべての指標が指数関数的に負荷前値へと回復する．心拍数の減衰は自律神経機能の指標として用いられ，指数回帰による時定数（τoff）や半減期（T1/2）で表わされるが，より簡便な方法として最大負荷時，負荷 3 分後，負荷 6 分後の心拍数を測定する方法がある．$\dot{V}O_2$ の場合, AT 以上の強い負荷を行ったときには，負荷終了直後から約 1.5～2 分の間に変曲点を認め，2 つの指数曲線を示す．

Note

「V」と「$\dot{V}$」

「V」は volume（容量）や velocity（速度）を表す．たとえば，一回換気量は tidal volume で TV と略され，単位は mL である．心エコー図で測定される最高血流速度（peak flow velocity）は PFV と略され，単位は m/sec である．

これに対し，V の上にドット「・」を付けた「$\dot{V}_E$」は分時換気量を表し，単位は L/min となる．すなわち「・」が付くと，“一定時間内の量”を意味する．しかし，多くの論文や書籍では「・」にフォントが対応しておらず，$\dot{V}O_2$ が VO_2 と記載（印刷）されてしまうことが多い．可能な限り正確な表記を心がけるべきである．

2. 運動中の酸素摂取量（$\dot{V}O_2$）と二酸化炭素排出量（$\dot{V}CO_2$）の動態

$\dot{V}O_2$ は，心拍出量と動静脈酸素含有量較差〔C(a-v)O_2 dif〕の積である（**表 4-6**）．漸増負荷中には，動静脈酸素含有量較差は相対的運動強度に比例して直線的に増大するので，$\dot{V}O_2$ は運動中の心拍出量動態を表す重要な指標となる．

1）運動開始時酸素摂取量時定数（τon）

運動開始直後，$\dot{V}O_2$ は急激に上昇（第Ⅰ相）する．その後，$\dot{V}O_2$ は指数関数的に増加し（第Ⅱ相），運動強度が中等度以下であれば，3 分以内に定常状態に達する（第Ⅲ相）（**図 3-11**，p.53）．この第Ⅱ相の増加曲線に対して指数回帰を行い，1/e（約 63%）に達するまでの時間を「時定数（τon)」とよび，運動開始時の心拍出量増加反応の指標となる[7]．

解析区間は Warm-up の開始から終了までで，指数関数曲線にフィッティングするときは，始点を示す初期値は安静時 $\dot{V}O_2$ の平均値に，収束値は第Ⅲ相の定常状態に達した値に設定する．第Ⅰ相がわかりにくいときは移動平均の値を 1～5 に変更する（**図 3-11**，p.53）．この方法では $\dot{V}O_2$ が定常状態に達しない場合は解析できないが，収束値を無限大にする方法を用いれば可能である．

τon は最大負荷を必要としない指標であり，peak $\dot{V}O_2$ や最大仕事率と負の相関を示す[8]．運動開始時の心拍出量増加（**図 4-9**）は後負荷減少，すなわち内皮依存性血管拡張能に依存するところが大きく，短期間の運動療法でも AT や peak $\dot{V}O_2$ に比し

表 4-6　Fick の式による酸素摂取量（$\dot{V}O_2$），心拍出量（CO），1 回拍出量（SV），および動静脈酸素含有量較差の関係

$$\text{心拍出量（CO）}=\frac{\text{酸素摂取量（}\dot{V}O_2\text{）}}{\text{動静脈酸素含有量較差〔C(a-v)}O_2\text{ dif〕}}$$

$\dot{V}O_2$＝心拍出量（CO）×動静脈酸素含有量較差

$\dot{V}O_2$＝心拍数（HR）×1 回拍出量（SV）×動静脈酸素含有量較差

$\dot{V}O_2$/HR＝SV ×動静脈酸素含有量較差（＝酸素脈：O_2 pulse）

C：content（含有量），a：artery（動脈），v：venous（静脈），
dif：difference（差）

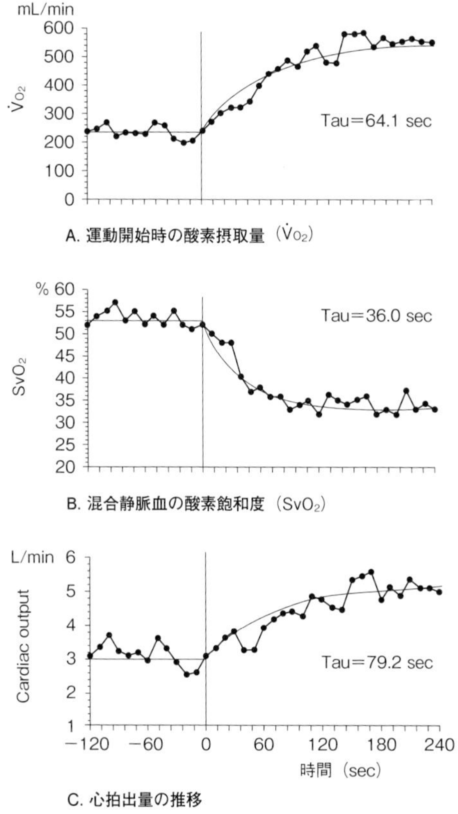

$\dot{V}O_2$ の応答時定数は SvO_2 の応答時定数より心拍出量のそれとよく一致した．

図 4-9　運動開始時酸素摂取量応答（τ on）と心拍出量応答

(Matsumoto et al, 1999)[7]

て短時間で改善するので，効果判定に利用できる[9]．健常例の基準値は 20 W 開始時で約 20～40 sec であり，年齢が高くなると延長し，同一例でも運動強度が強いほど延長する．わが国における心疾患患者を対象とした検討では，τon＞80 sec と延長している場合，それ以下に比べて予後不良であることが報告されている（**図 4-10**）[10]．

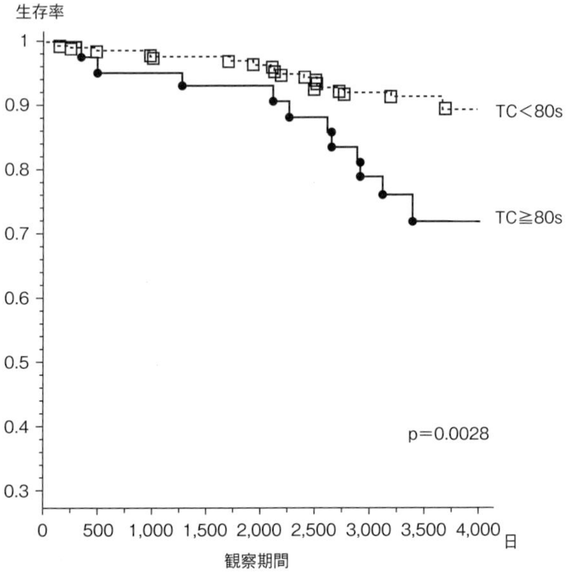

図 4-10　開始時時定数と生存率　(Koike et al, 2000)[10]

TC：time constant（時定数）

2）⊿ $\dot{V}O_2$/⊿WR

Ramp 負荷中にみられる指標で，運動中の酸素摂取量の増加程度は，仕事率（WR：work rate）の増加に対する $\dot{V}O_2$ 増加（⊿ $\dot{V}O_2$/⊿WR）として表される．これは仕事率の定量可能なエルゴメータによる ramp 負荷試験で得られる指標で，運動強度に対する $\dot{V}O_2$ の傾きである．この指標を規定するのは，一定の仕事を行うときに必要な $\dot{V}O_2$ の絶対値と仕事率増加に対する $\dot{V}O_2$ 増加の応答，言い換えれば運動効率と $\dot{V}O_2$ 応答速度に依存し，1 W 仕事が増えたときに，心拍出量がどれだけ増加するかを示している．健常例では運動強度がある程度強くなると，体温上昇や呼吸筋の酸素消費増大，解糖で赤血球中に生じる 2–3 DPG 増加による酸素解離曲線の右方偏位などにより $\dot{V}O_2$ 増加の程度が増し，負荷試験後半から⊿ $\dot{V}O_2$/⊿WR は増加する．

したがってこの指標は，ramp 負荷開始約 1 分後から AT を超えたあたりまでの $\dot{V}O_2$ が直線的に増加している範囲で解析す

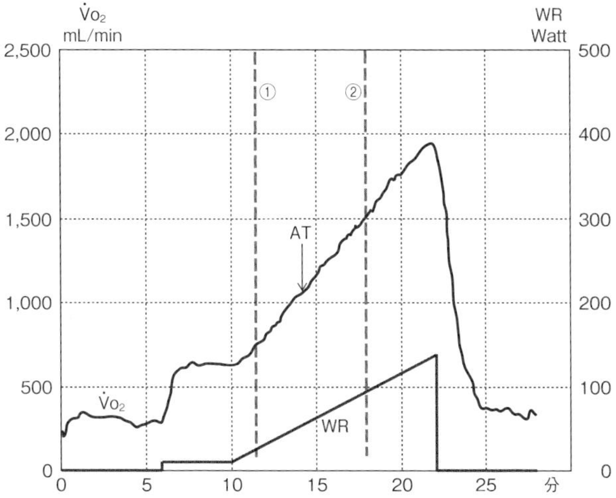

⊿$\dot{V}O_2$/⊿WR は 1Watt 仕事が増えたときに，$\dot{V}O_2$がどれだけ増加するか，
つまり 1Watt 当たりの酸素輸送能増加（心拍出量）を示している．

（②$\dot{V}O_2$－①$\dot{V}O_2$）÷（②WR－①WR）＝酸素摂取量の増加分 ÷ 仕事率の増加分

図 4-11　⊿$\dot{V}O_2$/⊿WR

る．（② $\dot{V}O_2$－① $\dot{V}O_2$）÷（② WR－① WR）＝酸素摂取量の増加分を仕事率の増加分で除した値である（**図 4-11**）．

心機能不全が進行すると，心拍出予備能の低下を代償するために活動筋への血流の再配分が起こり，個体全体としての運動効率は改善し，その結果⊿$\dot{V}O_2$/⊿WR は低下する．慢性心不全患者では身体機能分類に応じて低値をとる[11]．Koike らは心不全患者（EF＜50％）を平均 1,889 日追跡し，10 W/min の ramp 負荷試験で⊿$\dot{V}O_2$/⊿WR＜7 mL/min/W の場合，生存率は 62.5％と著明に低く，peak $\dot{V}O_2$ や $\dot{V}_E$ vs. $\dot{V}CO_2$ slope と同様に心不全の生命予後を規定する因子であると報告している（**図 4-12**）[12]．また虚血性心疾患では，局所心筋虚血が出現した場合，1 回拍出量の低下と心拍出量の増加不良を反映して，虚血閾値以上で⊿ $\dot{V}O_2$/⊿WR が低下する（**図 4-13**[11,13]，**表 4-7**）．

慢性心不全に対して運動療法を行うと心拍出量応答の改善により⊿ $\dot{V}O_2$/⊿WR は改善するが，心不全のない例でトレーニングを行うと，骨格筋や運動技術の改善により運動効率が改善し，

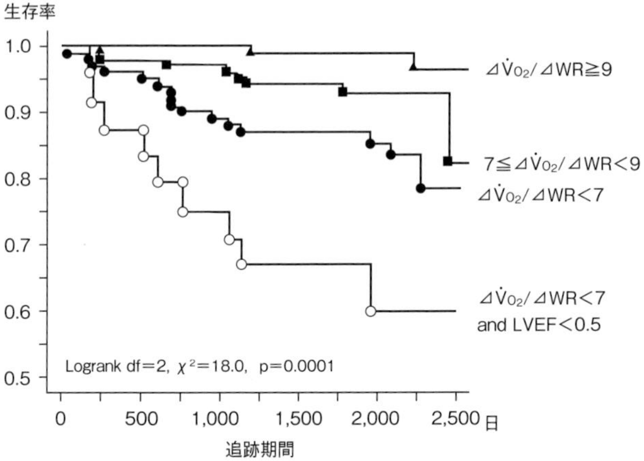

図 4-12　$\dot{V}O_2$/⊿WR と生命予後　(Koike, 2002)[12)]

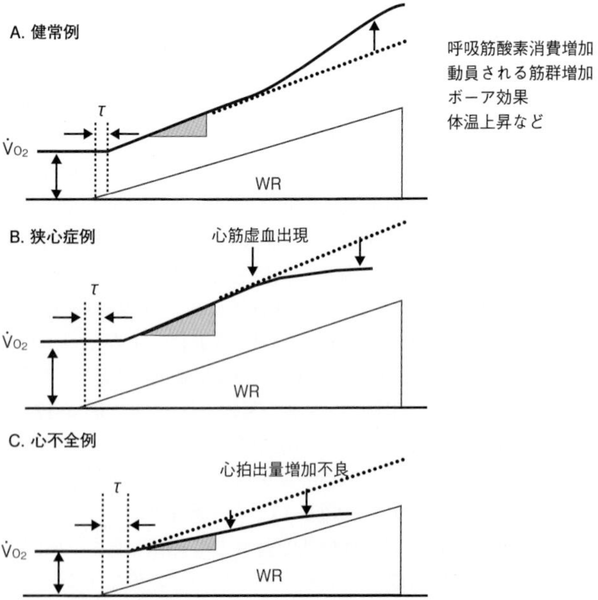

図 4-13　$\dot{V}O_2$/⊿WR　（伊東春樹，運動処方講習会テキスト，1998）

表 4-7　⊿$\dot{V}O_2$/⊿WR の評価分類

	⊿$\dot{V}O_2$/⊿WR
<5.0	負荷に対する心拍出応答，著明低下
5.0≦　<7.0	負荷に対する心拍出応答，中等度低下
7.0≦　<9.0	負荷に対する心拍出応答，軽度低下
9.0≦	負荷に対する心拍出応答，正常

（伊東春樹：榊原記念病院の分類．2006）

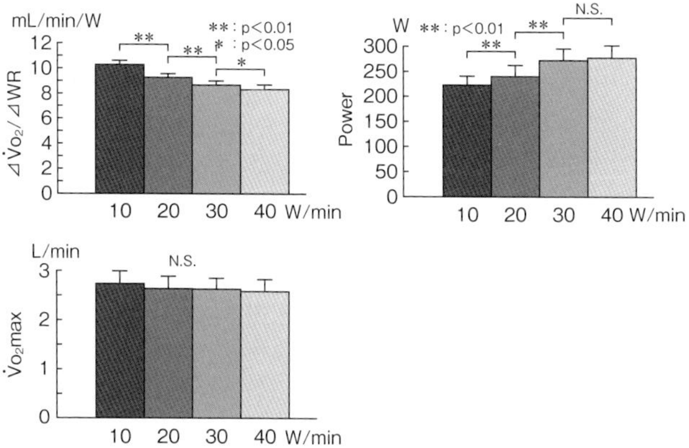

図 4-14　異なった ramp slope での $\dot{V}O_2$ 増加率，オールアウト時のパワー，$\dot{V}O_2$ max の比較　（小野・他，1991）[15)]
**：$p<0.01$，*：$p<0.05$

この場合も⊿$\dot{V}O_2$/⊿WR は前値よりは低下するので（異常値までには低くならない），運動療法の効果判定などでは注意が必要である．

⊿$\dot{V}O_2$/⊿WR は年齢とともに低下し，男性が女性より高いが，他の指標よりもこれらの影響は少なく，正常値は 20 W/min の ramp 負荷で年齢，性別を考慮せず計算した場合，10.29 mL/min/W との報告があるが[14)]，ramp slope（仕事率の増加の程度）が急になるほど低値となるので，異なった ramp プロトコール（漸増負荷強度）間では比較ができない[11)]（**図 4-14**）[15)]．

3）嫌気性代謝閾値（AT：anaerobic threshold）

ATの基本的概念はWassermanらにより，「有気的代謝に無気的代謝が加わり，それに関係したガス交換の変化が生じる直前の運動強度または酸素摂取量」と定義された[16]．

O_2が代謝経路の中の電子伝達系に供給され，O_2供給が十分な状態では，基質であるグルコースは無気的に解糖系で代謝され，ピルビン酸，アセチルCoAとなり，その後TCA回路で有気的にATPを産生してH_2OとCO_2に分解される．しかし，運動強度が強くなると，電子伝達系へのO_2供給が追いつかず，TCA回路でのATP産生だけでは運動に必要なエネルギーが不足し，解糖系でのエネルギー代謝（無気的代謝）が加わる．産生されたピルビン酸は乳酸になり，乳酸がHCO_3^-で緩衝されてCO_2を生じ，$\dot{V}CO_2$が増加する．この直前の運動強度（$\dot{V}O_2$）がATである．

ATは換気（外呼吸）・循環・代謝（内呼吸）の総合的な代謝指標であり，これを規定する因子は大別してガス交換，骨格筋への酸素輸送能，骨格筋での酸素利用能である．骨格筋への酸素輸送能は，心拍出量，血流配分，末梢血管拡張能ならびに動脈血酸素含有量などが影響する．心機能が直接関与しているのは心拍出量であるが，間接的には肺循環を介し動脈血酸素含有量にも関係する．酸素利用能は酸素抽出能，ミトコンドリアの質や量，酸化的リン酸化酵素活性などに規定されている．

運動強度がAT以下であれば，運動に必要なエネルギーは有気的に供給され，乳酸濃度の持続的上昇はなく，アシドーシスにはならないため，長時間にわたる持続的な運動が可能である．

●ATの決定方法

ATの決定方法（**表4-8**）[16]にはV slope法とTime trend法の

表4-8　AT決定のクライテリア

①ガス交換比（R）の運動強度（$\dot{V}O_2$）に対する上昇点．
② $\dot{V}CO_2$ の $\dot{V}O_2$ に対する上昇点（V slope法）．
③ $\dot{V}_E/\dot{V}CO_2$ が増加せずに $\dot{V}_E/\dot{V}O_2$ が増加する点．
④ $F_{ET}CO_2$ が変化せずに $_{ET}O_2$ が増加する点．
⑤ $\dot{V}_E$ の $\dot{V}O_2$ に対する上昇点．

（Wasserman et al, 1973）[16]

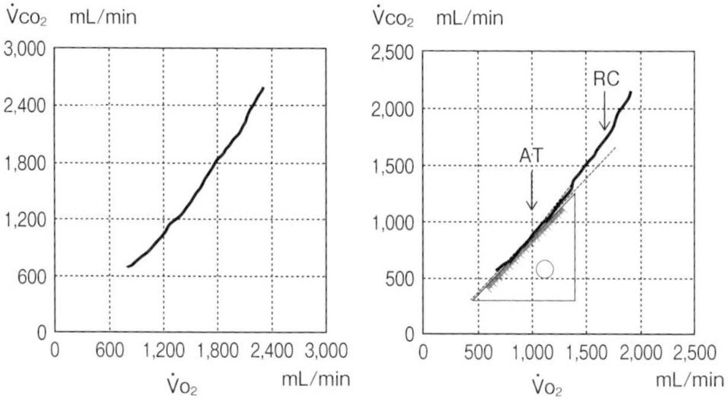

図 4-15　AT の決定—V slope 法
V slope 法は X 軸を $\dot{V}O_2$，Y 軸を $\dot{V}CO_2$ としプロットする．注目する区間は ramp 負荷開始から RC の手前までで，$\dot{V}O_2$ の増加に対する $\dot{V}CO_2$ の増加率が急峻になる時点の $\dot{V}O_2$ が AT となる．

2 種類あり，それぞれの解析法を示す．

〈V slope 法〉

V slope 法（**図 4-15**）は X 軸に $\dot{V}O_2$, Y 軸に $\dot{V}CO_2$ を同じスケールでプロットし，$\dot{V}O_2$ の増加に対する $\dot{V}CO_2$ の増加が急峻になる時点の $\dot{V}O_2$ が AT である．Wasserman はプロットした点が 45°から離れる直前が AT ポイントであるとしている．

〈Time trend 法〉

Time trend 法（**図 4-16**）は呼気ガス指標を時間軸で表し，複数の指標の変曲点から決定する．有気的代謝に無気的代謝が加わると，ガス交換比（R）が上昇する（**表 4-8** の②）．R は $\dot{V}CO_2$ を $\dot{V}O_2$ で除した値で，使っている一次指標は V slope 法と同じである．$\dot{V}_E/\dot{V}O_2$ は $\dot{V}_E$ を $\dot{V}O_2$ で除した値で，CO_2 産生増加による換気の亢進のため，AT から変曲点をもって上昇が急峻となる．しかし，$\dot{V}_E$ の増加は $\dot{V}CO_2$ の増加に並行するので，$\dot{V}_E$ を $\dot{V}CO_2$ で除した $\dot{V}_E/\dot{V}CO_2$ は変化しない（**表 4-8** の③）．漸増運動負荷中の AT 時に $\dot{V}_E/\dot{V}O_2$ は最下点を示す．$\dot{V}_E$ が増加しても体内で使用される O_2 が $\dot{V}_E$ と同程度に増加することはなく，$\dot{V}O_2$ は一定の割合で増加を続ける．そのため，肺胞での O_2 濃度は高くなり，呼気中の O_2 濃度は増加する．したがって，呼気中の酸素の分画濃度（分圧）を表す $F(P)_{ET}O_2$ は AT 以降増加

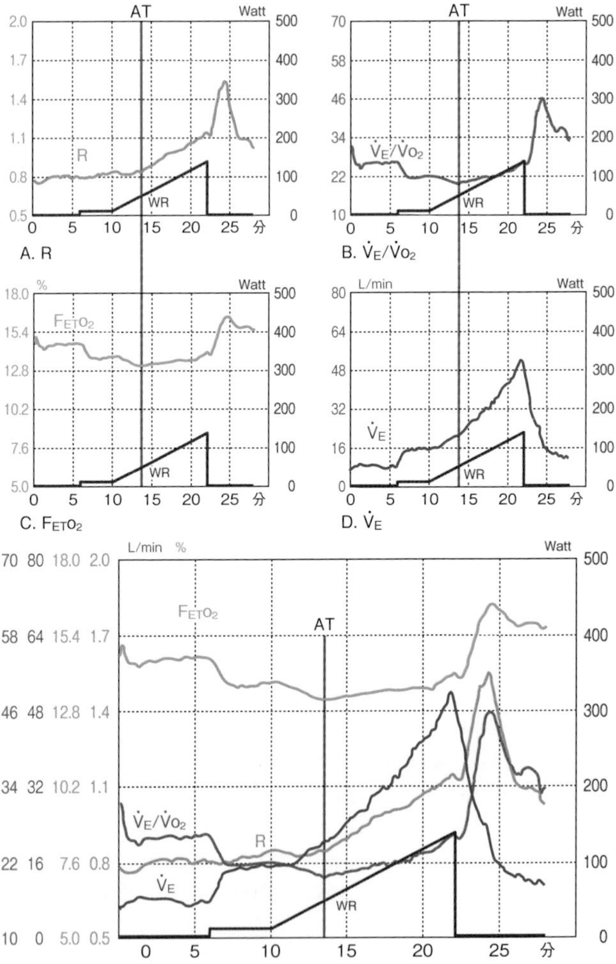

E. ramp 負荷中の呼気ガス指標の変化と AT

図 4-16　AT の決定―time trend 法

することとなる（**表 4-8** の④）.

AT は最大下運動負荷で得られる被験者の意思に左右されない客観的指標である．臨床的には日常の活動レベルを表す指標として，また心疾患患者では身体機能（functional capacity）を客観的に表す指標として，さらに運動療法の際の運動強度の指標として広く利用されている[17]．

ATの基準値は健常例においても年齢，性別，負荷装置により異なる．トレッドミルのほうがエルゴメータよりも10～20％高く，同じ運動様式では男性が女性よりも高く，年齢とともに低下する[16]．年齢，性差で補正した基準値（予測AT）に対する実測値の割合（％AT：percent of predicted AT）は，NYHA身体機能分類とよく相関し，心不全が重症化するほど低値を示す（**図4-17**[18]，**表4-9**）．座業成人のATは最大酸素摂取量のおよそ50～60％にあたり[16]，加齢や心疾患におけるATの低下はpeak $\dot{V}O_2$より緩徐である．そのためAT/peak比は心不全が悪化するに従い，また健常例では高齢になるに従って上昇する[13]．

心疾患患者では，心拍出量の低下に加え運動制限による脱調節（deconditioning）や筋肉量の減少（廃用性萎縮，サルコペニア），心不全状態での慢性の低灌流状態に起因するミトコンドリアの数ならびに質の変化，エネルギー代謝にかかわる酸化的リン酸化酵素活性の低下などによりATが低下することが多

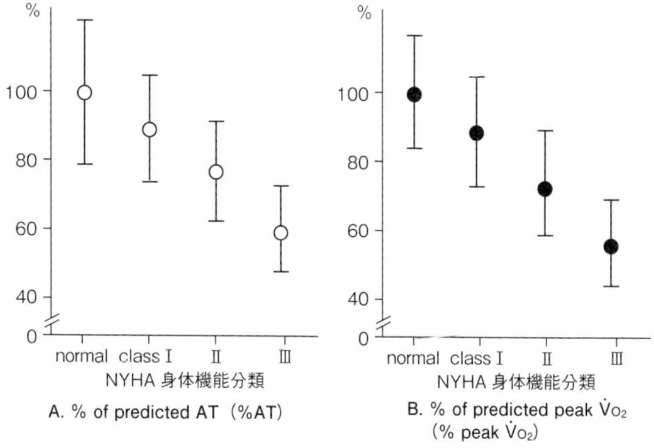

図4-17　健常例と心疾患患者（NYHA身体機能分類Ⅰ～Ⅲ）との関係

(Itoh et al, 1990)[18]

心不全の程度が強いほど，%ATと%peak $\dot{V}O_2$は低下する．

表 4-9　運動耐容能の評価分類

%	AT（%）	Peak $\dot{V}O_2$（%）
＜65	持久力は著明低下	最大運動能は著明低下 NYHA ClassⅢ相当
65≦　＜75	持久力は中等度低下	最大運動能は中等度低下 NYHA ClassⅡ～Ⅲ相当
75≦　＜85	持久力は軽度低下	最大運動能は軽度低下 NYHA ClassⅡ相当
85≦　＜90	持久力は正常下限	最大運動能は正常下限 NYHA ClassⅠ相当
90≦　＜120	持久力は正常	最大運動能は正常
120≦　＜140	持久力は良好	最大運動能は良好
140≦	持久力は極めて良好	最大運動能は極めて良好

(Itoh et al, 1990)[18]

い．

AT は運動療法による改善幅が peak $\dot{V}O_2$ よりも大きいので，治療の効果判定にも適している．AT レベルの運動は，運動に必要なエネルギーが有気的代謝で供給されるため，長時間運動を継続することができ，脂質代謝にも好影響を与え，安全性が

Note

AT 以下と以上での運動の特徴

運動強度が AT を超えると，エネルギー代謝の変化に伴い，換気や心血行動態変化が起こる．運動療法は，対象によっては必ずしも AT レベル以下で行う必要はないが，AT 以上と以下とでは，何が違うかを理解する必要がある．

AT 以下の運動には次の特徴がある．

1. 持続的乳酸濃度の上昇はない．
2. 脂肪が基質（エネルギー源）として利用される割合は AT 以上より多い．
3. 疲労せずにその運動を長時間遂行することが可能．
4. 交感神経活性の上昇が少ない．
5. 血圧上昇の程度は小さい．
6. 心筋酸素消費量の増加が少ない．
7. 心疾患患者でも心ポンプ機能（左室駆出率）低下が少ない．
8. 不整脈の発生が少ない．

高いことから，心臓リハプログラムや運動療法での運動処方作成に積極的に利用されている．

しかし，慢性心不全が重症化すると周期性呼吸（oscillatory ventilation）が出現し，AT の決定が困難になることがある（**図 6-11**，p.153）．

4）最大酸素摂取量（$\dot{V}O_2$ max：maximal $\dot{V}O_2$）

「仕事率の増加にもかかわらず，$\dot{V}O_2$ がもはや増加しなくなった時点（leveling off）の $\dot{V}O_2$」と定義される．運動による心拍出量の増加，または酸素利用能が限界に達したことを示す所見である．したがって，この現象が確認できたら負荷を終了する．これは被験者の負荷に対する意欲や自覚症状に依存しない客観的な指標で，個体のもつ最大有酸素運動能力を示す生理学的に意味の大きい指標であり，peak $\dot{V}O_2$ とは区別される．ただし，臨床では $\dot{V}O_2$ max の測定は困難な場合もある．

5）最高酸素摂取量（Peak $\dot{V}O_2$：maximum $\dot{V}O_2$）

ほぼ最大負荷まで行われたと思われる特定の漸増運動負荷試験で得られた $\dot{V}O_2$ の最高値，すなわち漸増運動負荷試験の終点に達した時点の酸素摂取量であり，$\dot{V}O_2$ max の代用となる指標として用いられる．検査が検者または被験者の主観で中止されるため，客観性に欠けるという欠点がある．

Peak $\dot{V}O_2$ は活動筋への最高酸素輸送能と，活動筋での最高酸素利用能により決定され，前者は心拍出量と血管拡張能や骨格筋への灌流圧，血液の酸素輸送能（ヘモグロビン量）に，後者は活動筋の量と有気的代謝能に依存する（**表 4-10**）．

表 4-10　重要な生命予後指標と運動生理機能

Peak $\dot{V}O_2$	最高酸素輸送能 -（最高心拍出量）
	酸素利用能 -（骨格筋量）
AT	酸素利用能（骨格筋量）
	酸素輸送能（心拍出量，Hb，血流再配分，静脈圧）
Peak BP	最高心拍出量
	交感神経活性
$\Delta\dot{V}O_2/\Delta WR$	血流再配分（交感神経活性）
	酸素輸送能（心拍出量）
$\dot{V}_E$ vs. $\dot{V}CO_2$ slope	運動中心拍出応答，呼吸パターン，化学受容体反射
τ on	運動開始時心拍出応答，副交感神経活性

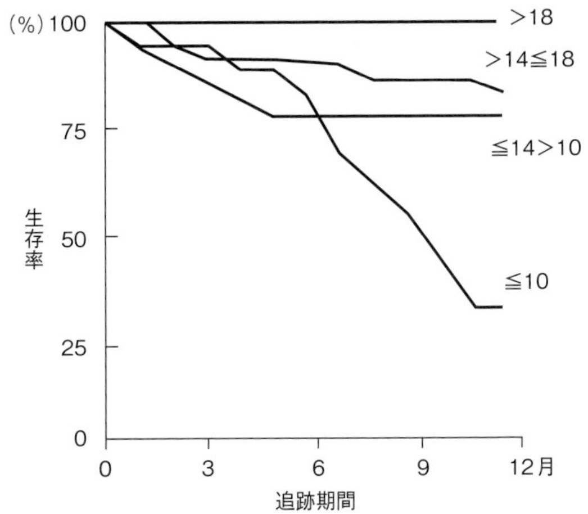

図 4-18　心不全患者における peak $\dot{V}O_2$（mL/min/kg）と生命予後

(Mancini et al, 1991)[20]

Peak $\dot{V}O_2$ は運動能力・運動制限の指標であるばかりでなく，慢性心不全の臨床では末梢機能や調節系の異常という慢性心不全の本質的病態を反映するので，重症度判定や生命予後に対する最も強力な予後指標として汎用され[19]，また心移植の適応基準の最も重要な指標として用いられている（**図 4-18**）[20]．

さらに，軽度の心機能異常[21]や健常例，透析患者においても peak $\dot{V}O_2$ は生命予後を反映するので[22]，極めて広い対象に適応可能な予後指標である．

AT と同様に，トレッドミルのほうがエルゴメータの場合より高値となり，男性が女性よりも高く，また加齢とともに低下するが，その程度は AT より大きい．すなわち，AT/peak $\dot{V}O_2$ は加齢とともに上昇する[5]．心疾患の重症度分類の客観的評価に用いられ，また治療効果判定や運動療法の効果判定などに汎用される．

Peak $\dot{V}O_2$ の評価の際は，負荷中止に至った理由を十分に考慮する必要がある．たとえば，膝の痛みや血圧上昇が中止理由の場合，過小評価することとなる．Peak $\dot{V}O_2$ を用いて心不全の重症度を評価したものに Weber らの分類[23]があるが，peak $\dot{V}O_2$

は年齢，性差，体重に影響される[16]ため，それらを補正した予測 peak $\dot{V}O_2$ に対する実測値の割合（%peak $\dot{V}O_2$：percent of predicted peak $\dot{V}O_2$）で評価されるほうが適切である．**図 4-17**（p.89），**表 4-9** に示すように，心疾患患者の% peak $\dot{V}O_2$ は健常例に比し有意に低く，心不全の程度が強いほど低下する[18]．

6）回復期酸素摂取量時定数（τoff），回復期酸素摂取量半減時間（T1/2）

運動終了後の回復期早期の酸素摂取量減衰曲線は運動中の酸素不足（O_2 deficit）を反映している．したがって，運動耐容能が高く，酸素負債（O_2 debt）の少ない例ほど酸素摂取量の減少が速い．最大負荷終了直後から $\dot{V}O_2$ は安静状態に戻るために 2 つの指数関数曲線に沿って減少する．通常健常例では，負荷終了直後から 1.5〜2 分に変曲点がある．Peak からこの変曲点の間を fast component，それ以降を slow component とよぶ．解析区間は peak から変曲点まで（つまり，fast component）で，始点を示す初期値は peak の $\dot{V}O_2$ に，収束値は $-\infty$（無限）に設定し，指数回帰して回復期時定数 τoff を求める（**図 4-19**）．自覚的最大負荷後の時定数は正常例で 50〜90 sec である．心機能障害のある心不全例や虚血出現例では，最大負荷だけでなく低い運動強度でも運動中の心拍出応答が低下し，運動中の酸素摂

Note

Peak $\dot{V}O_2$ 低下の原因

1．酸素輸送能の低下
- 最高心拍出量の減少．
- 動脈圧低下や静脈圧上昇による筋灌流圧の低下．
- 血管内皮機能障害による血管拡張能の低下．
- 貧血，一酸化ヘモグロビン血症（喫煙や一酸化炭素中毒）．

2．酸素利用能の低下
- 運動制限や栄養失調による筋肉量の減少．
- 慢性の低灌流状態に起因する筋ミトコンドリアの数ならびに質の変化．
- 活動筋エネルギー代謝にかかわる酸化的リン酸化酵素などの活性低下．
- 運動器疾患．

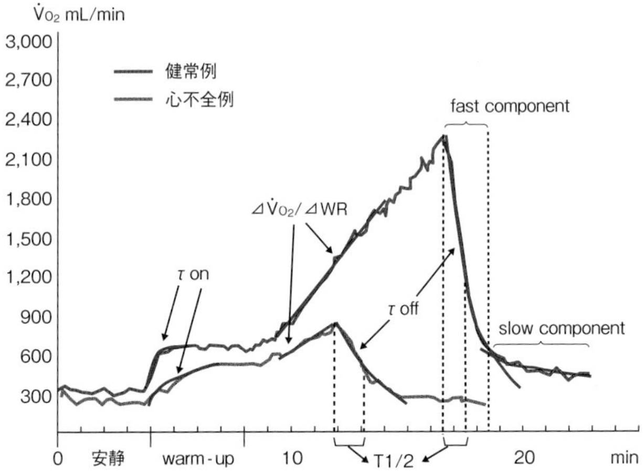

図4-19　τ on・τ off　（伊東春樹：運動処方講習会テキスト，2005）

取量不足が増加して酸素負債を増加させる．また副交感神経活性も低下しているため，回復期の心拍数減少反応が低下し，$\dot{V}O_2$ 減衰時間が延長する．運動耐容能と逆相関し，身体機能障害の重症度と正相関する[24]．なお，AT 以下の運動強度では $\dot{V}O_2$ 減衰曲線に slow component はみられず，fast component のみとなる[25]．

T1/2 は回復期に peak $\dot{V}O_2$ が安静時の値までの 1/2（50%）になるまでにかかった時間（半減時間）である．τoff と同様に心機能障害があると延長し，ramp 負荷試験の場合は τoff より若干短い値となる．

7）酸素脈（O_2 pulse, $\dot{V}O_2$/HR）

1 心拍当たりの酸素運搬能力を示す指標である．$\dot{V}O_2$ と心拍出量の関係は Fick の式から，「$\dot{V}O_2$（酸素摂取量）＝CO（心拍出量）×C(a－v)O_2 dif（動静脈酸素含有量較差）」の式で表すことができる（**表4-6**，p.80 参照）．心拍出量（CO：cardiac output）は 1 回拍出量（SV：stork volume）と心拍数（HR：heart rate）の積であることから，両辺を HR で除すと「O_2 pulse＝SV×C(a－v)O_2」となり，SV の指標となる．運動中の C(a－v)O_2 dif 増加が関与するため，C(a－v)O_2 dif が最大となる

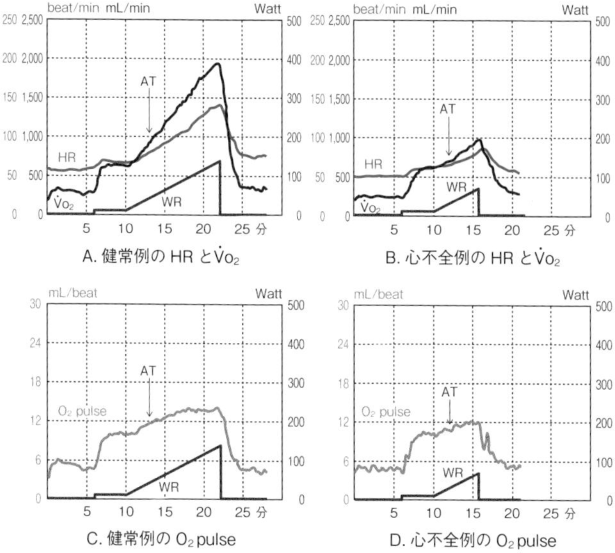

図 4-20　$\dot{V}O_2$/HR（O_2 pulse：酸素脈）

peak 時の値をもって評価することが多い．運動中に O_2 pulse の低下を認めた場合は SV 低下が大きいことが示唆されるので，運動の中止を検討すべきである（**図 4-20**）．また O_2 pulse は，頻脈性不整脈が起こると急激な低下を，徐脈性不整脈になると急激な上昇を認める．いずれの場合も運動中止を考慮する．

3．ガス交換比（R）（図 4-21，22）

ガス交換比（gas exchange ratio：R）は $\dot{V}CO_2$ を $\dot{V}O_2$ で除したものである．AT 以下では $\dot{V}CO_2$ は $\dot{V}O_2$ より少ないため R は 1.0 以下であるが（健常例 AT 時 R の平均は 0.94 前後），AT を超えると無気的代謝である解糖系代謝が加わるので，CO_2 の産生量が増加し，呼気中に排出される $\dot{V}CO_2$ も増加する．その後，R は 1.0 を超えて増加し続ける．通常，ramp 負荷で R＞1.15〜1.20 に達すれば，ほぼ最大負荷に近いところまで検査が実施できたと考えられる．

RCP では，血中の乳酸由来の水素イオンを HCO_3^- では緩衝しきれず，換気を亢進させ体外にCO_2を排出させるため，$\dot{V}CO_2$はさらに増加する．このため，RはAT，RCPで変曲点をもって増加する．ATレベル以上の運動を行った場合，回復期のRは運動終了と同時に低下することはない．Rは運動終了直後も上昇を続け，その後次第に低下していく．$\dot{V}O_2$は運動終了直後から速やかに低下するが，運動を終了してもCO_2産生量は急激に低下することはなく，$\dot{V}CO_2$は緩やかに低下するためである．

慢性心不全で酸素不足の組織での無気的代謝や，基質として糖への依存割合が多いことなどから，安静時からRが高く0.9を超えることがある．

Note

呼吸商とガス交換比の違い

呼吸商（RQ）とは，細胞に対する酸素（O_2）供給が十分な状態で，有気的代謝を行うときに産生した二酸化炭素（CO_2）と利用した酸素のモル数の比（CO_2/O_2）を指す．炭水化物が呼吸基質として完全にCO_2になる場合には，以下の式が示すように呼吸商は「1」になる．

$$C_6H_{12}O_6 + 6O_2 \rightarrow 6CO_2 + 6H_2O$$

蛋白質や脂肪のように分子中の酸素の割合が炭水化物よりも少ない物質が基質になる場合には呼吸商は1よりも小さくなり，それぞれ約0.8，0.7となる．

一方，ガス交換比（R）は，脳や脂肪組織などエネルギー代謝で利用する基質割合の異なるすべての細胞のO_2消費量とCO_2産生量の総和を反映する．したがって，安静座位のRは0.82～0.84となる．しかし，運動中はATレベル以下の酸素供給が十分な定常状態以外では，O_2消費量とO_2摂取量，CO_2産生量とCO_2排出量は異なり，運動開始時や回復期などでは特に顕著である．同時に，運動強度が強くなるとエネルギー代謝に供される基質は糖の割合が多くなり，さらにAT以上では乳酸代謝によるCO_2の産生量が増えるため排出量も増加し，Rは1.0を超えることになる．RQとRは似て非なるものである．

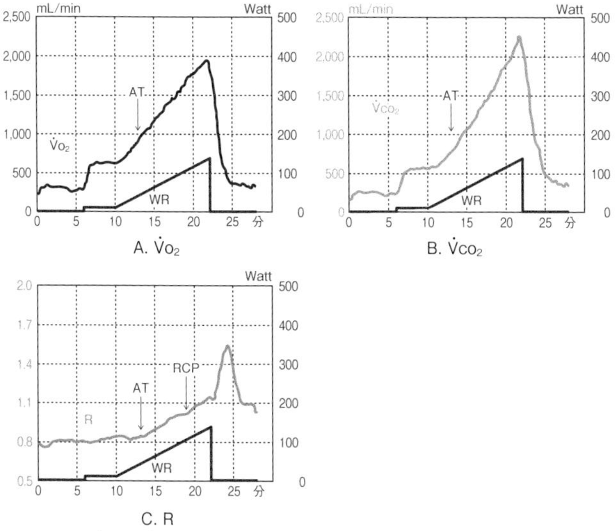

図 4-21　$\dot{V}O_2$，$\dot{V}CO_2$ と R

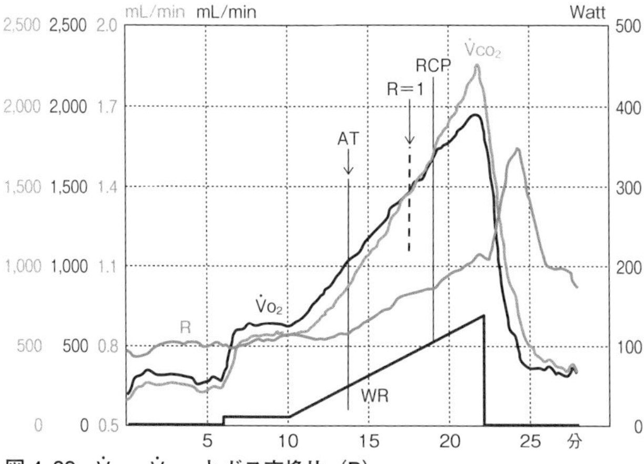

図 4-22　$\dot{V}O_2$，$\dot{V}CO_2$ とガス交換比（R）

$\dot{V}O_2$=$\dot{V}CO_2$ となる点が R=1 である．

4. 分時換気量（$\dot{V}_E$）

呼気ガス分析では，1 回換気量（TV）と 1 分間の呼吸回数（RR）の積にドット（・）を付けて，1 分間当たりの換気量を分時換気量「$\dot{V}_E$」として表す．TV は体格に依存し，1 分間の呼吸回数は生理学的には 12～16 回とされており，健常男性の安静時 $\dot{V}_E$ は 10 L/min 前後である．TV と RR の関係を表す TV-RR curve（**図 4-23**）は，健常例では運動初期～中期は TV を増加させて $\dot{V}_E$ を増やすので，曲線は上に伸びる．TV の増加が限界に近づくと，呼吸回数を増やして $\dot{V}_E$ を増加させるので，曲線は横に伸びる．

心不全患者では，肺うっ血が起こっており，TV の増加が抑制されると同時に，末梢化学受容体の感受性亢進のため運動初

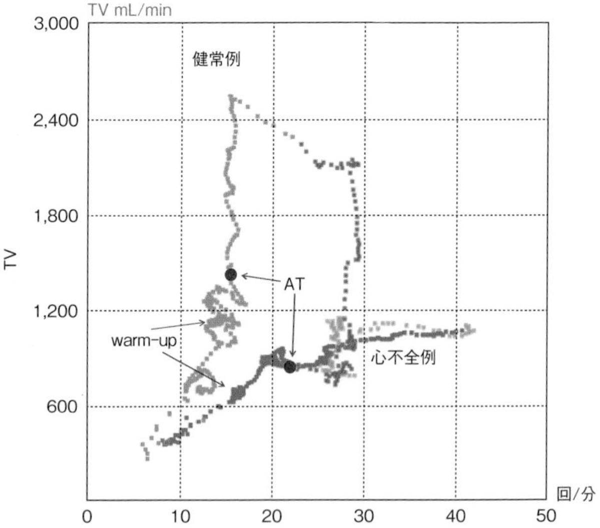

図 4-23　TV-RR curve

安静時から最大負荷時までの TV-RR（灰色は回復期）をプロット．
健常例では，運動初期から中期は TV を増加させて $\dot{V}_E$ を増やすので，曲線は上に伸びる．TV の増加が限界に近づくと呼吸回数を増やして $\dot{V}_E$ を増加させるので，曲線は横に伸びる．心不全例は，肺うっ血のため，TV の増加が抑制されるため，曲線の縦方向への伸びが少なく，運動初期から呼吸回数の増加が起こり，曲線の傾きは小さくなる．

期から呼吸回数の増加が起こり，曲線の縦方向への伸びが少なく曲線の傾きは小さくなる．また，肥満により胸郭のコンプライアンスが低下しても，同様に呼吸数の増加が負荷早期からみられる．呼吸回数が増えれば，1 回呼吸（換気）するのにかかる時間（呼吸時間：Ttot）が短くなる．呼吸機能の指標である吸気時間割合（Ti/Ttot）とは，吸気時間（Ti）を Ttot で除した値で，呼気の延長が起こる気管支喘息などの閉塞性換気障害以外にも肺うっ血のように吸気抵抗が上昇すると短縮する[26]．

$\dot{V}_E$ は肺胞換気量（$\dot{V}_A$）と死腔換気量（$\dot{V}_D$）から構成される（$\dot{V}_E = \dot{V}_A + \dot{V}_D$）．$\dot{V}_A$ は，肺胞でガス交換が行われる有効肺胞換気量を表す．$\dot{V}_D$ は，換気にかかわらない口腔，鼻腔，咽喉，喉頭，気管，気管支などの容量からなる解剖学的死腔量と，換気血流不均衡により生じたガス交換に利用されなかった肺胞死腔量からなる（**図 4–24**）．生理学的死腔は，解剖学的死腔と肺胞死腔の和である．

安静時，血液は肺上部よりも肺底部へ多く流れ，肺胞は下部が上部や中部よりも広がりが小さい．つまり，健常例でも安静時に換気と血流の不均衡がある．運動すると肺が広がるとともに血流も多く流れるので，換気/血流比は改善する．

心不全の場合，運動中の心拍出量が十分に増加し得ないことによる肺血流量の増加不良[27]や血管内皮細胞における一酸化窒素（NO：nitric oxide）合成能の低下による血管拡張能の低下[28]が肺胞死腔を増加させ，いわゆる high $\dot{V}/\dot{Q}$ mismatch，つまり換気量（$\dot{V}$）に対する血流量（$\dot{Q}$）の相対的低下を招き，$\dot{V}_D$ が増加する．その結果，$\dot{V}_E$ は $\dot{V}CO_2$ に対し，健常例よりもさらに増加する．

安静時から AT までは $\dot{V}_E$ 増加と $\dot{V}O_2$，$\dot{V}CO_2$ 増加の割合はほぼ一定で, AT 以降 RCP まで $\dot{V}_E$ は $\dot{V}CO_2$ と並行して増加するが，$\dot{V}O_2$ よりも増加の程度が増し，RCP 以降 $\dot{V}_E$ は $\dot{V}O_2$ と $\dot{V}CO_2$ のいずれに対してもより急峻に増加する．

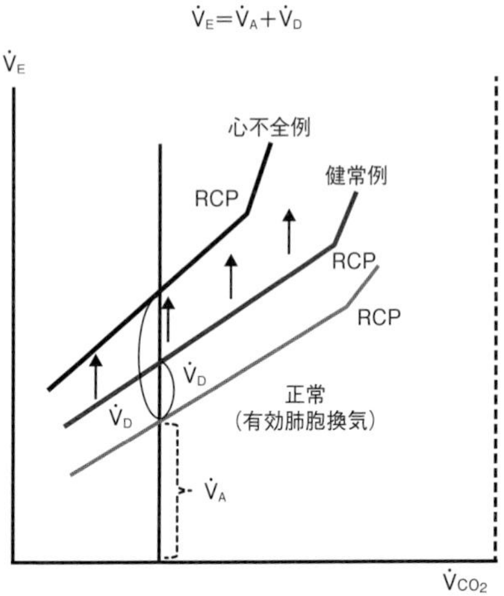

有効肺胞換気量（$\dot{V}_A$）に関しては健常例と慢性心不全例で大差ないが，心不全例では運動中の肺血流量（心拍出量）増加が不十分なことによる換気血流不均衡や，呼吸パターン（浅く速い呼吸）による死腔換気量（$\dot{V}_D$）増加があるため，二酸化炭素排出量（$\dot{V}_{CO_2}$）に対する分時換気量（$\dot{V}_E$）の増加の程度は強くなる．

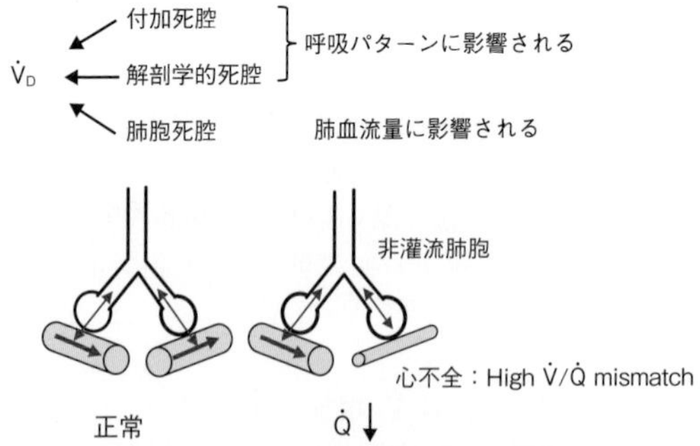

図 4-24　心不全患者における代償性過剰換気の機序

（伊東春樹：運動講習会テキスト，1998）

5．換気当量（$\dot{V}_E/\dot{V}_{O_2}$，$\dot{V}_E/\dot{V}_{CO_2}$）（図 4-25）

換気当量とは，換気量に対する酸素摂取量と二酸化炭素排出量の割合で，$\dot{V}_E$ を $\dot{V}_{O_2}$ または $\dot{V}_{CO_2}$ で除したものである．安静時，$\dot{V}_E$ に対する $\dot{V}_{O_2}$，$\dot{V}_{CO_2}$ の割合はほぼ一定なのでほぼ横ばいである．Warm-up を開始すると，安静時に比べて $\dot{V}_E$，$\dot{V}O_2$，$\dot{V}CO_2$ は増加するが，増加の割合はほぼ一定なので，いずれの換気当量も 1 回換気量の増加による換気効率の改善により同じように若干低下する．Ramp 負荷中，$\dot{V}O_2$ は直線的に増加し続けるが，$\dot{V}_E$ は $\dot{V}CO_2$ に依存して増加する．$\dot{V}_E/\dot{V}O_2$ は AT レベルまでは一定または換気効率改善により徐々に低下し，AT で最低値（Min $\dot{V}_E/\dot{V}O_2$）となる．Min $\dot{V}_E/\dot{V}O_2$ は換気効率が最もよい時点の $\dot{V}_E/\dot{V}O_2$ の値である．AT 以降，$\dot{V}CO_2$ 増加により $\dot{V}_E$ が増加することから，$\dot{V}_E/\dot{V}O_2$ は上昇に転じる．

一方，$\dot{V}_E$ は $\dot{V}CO_2$ の変化に依存するため，運動中の $\dot{V}_E/\dot{V}CO_2$ は AT 以降 RCP まで一定または換気効率改善により徐々に低下し，RCP で最低値（Min $\dot{V}_E/\dot{V}CO_2$）となる．これは AT 以降，無気的代謝で産生された乳酸を HCO_3^- が緩衝してきたが，その緩衝が不十分となって急激に全身的な代謝性アシドーシスが

Note

換気血流不均衡とは

肺でのガス交換は，肺胞と肺毛細血管の間で行われる．肺胞には十分な空気が入ってこなければならないし，その肺胞に隣接した毛細血管には十分な血液が流れてこなければならない．通常，健常例でも安静時には肺血流は重力のため肺底部（肺の下のほう）に多く，肺尖部（肺の上のほう）には少ない．一方，空気は肺の上のほうに多く，下のほうには入りにくく，肺底部では含気肺胞が少ないことになる．したがって，肺尖部では空気は肺胞に十分に入るものの血流は少なく（High $\dot{V}/\dot{Q}$ mismatch），逆に肺底部では血流は多いものの肺胞に十分空気が入ってこない状態（Low $\dot{V}/\dot{Q}$ mismatch）となっている．運動を始めると 1 回換気量が増加し，肺の下のほうの肺胞にも空気が入るようになり，肺血流量が増加することで肺の上のほうにまで血流が流れることになって，換気と血流の不均衡が解消される．運動開始とともに，$\dot{V}_E/\dot{V}O_2$，$\dot{V}_E/\dot{V}CO_2$ が低下するのはこのためである．心不全の場合には，運動中の肺血流量（≒心拍出量）の増加が不十分なため，肺の上のほうの血流が十分増えず，High $\dot{V}/\dot{Q}$ mismatch が残ることになる．すなわち，肺胞死腔が残存するために換気効率が悪く，換気の亢進を招き，息切れなどの症状が起こるのである．

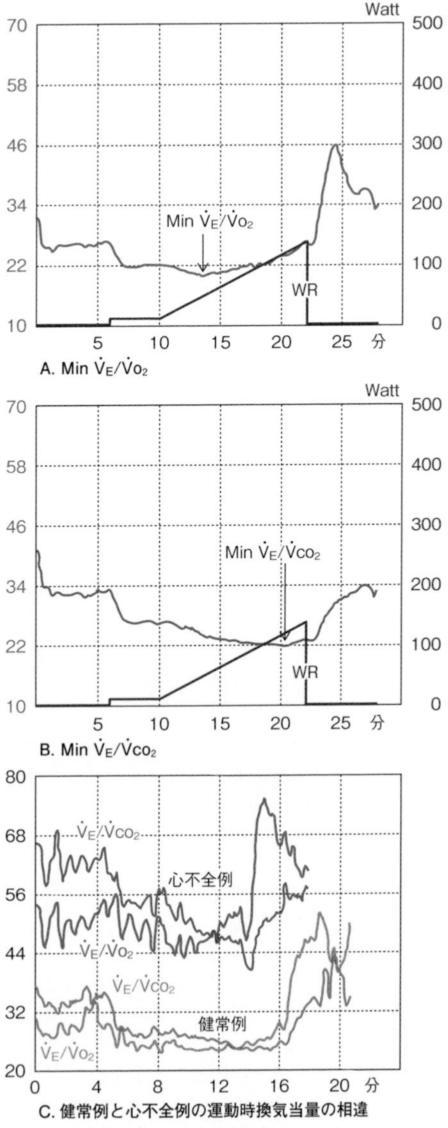

図 4-25　Min $\dot{V}_E/\dot{V}O_2$・Min $\dot{V}_E/\dot{V}CO_2$

Min $\dot{V}_E/\dot{V}O_2$ は AT で，Min $\dot{V}_E/\dot{V}CO_2$ は RCP で最小値をとる．

惹起され，呼吸性代償が始まることによる．RCP 以降は，$\dot{V}CO_2$ よりも $\dot{V}_E$ の増加のほうが大きくなる．このため RCP で $\dot{V}_E/\dot{V}CO_2$ は不変ないし低下から持続的な上昇に転じる．

換気当量は死腔換気量（$\dot{V}_D$）を反映し，心不全や慢性閉塞性肺疾患（COPD）など $\dot{V}_D$ が増加する疾患を有すると，安静時から高値を示す．なお，安静時にマスクを装着しただけで死腔が増加し（死腔付加），胸郭や肺のコンプライアンスが低下している心不全では代償的な 1 回換気量増加が妨げられているので，呼吸数が増加して $\dot{V}_E/\dot{V}O_2$，$\dot{V}_E/\dot{V}CO_2$ が高くなる．

6．酸素摂取効率と二酸化炭素排出効率

1）Oxygen uptake efficacy slope（OUES）

酸素摂取量に対する換気効率を表す指標であり，1996 年 Baba ら[29)] が提唱した指標である．OUES の利点は，$\dot{V}_E$ vs. $\dot{V}CO_2$ slope と同様に，最大下の運動負荷試験によって算出が可能な客観的な値であることである．二酸化炭素排出量に対する換気効率を表す $\dot{V}_E$ vs. $\dot{V}CO_2$ slope と異なるところは，$\dot{V}O_2$（Y 軸）と Log 変換した $\dot{V}_E$（X 軸）の関係を一次回帰して傾きを求める点である．解析区間は ramp 負荷開始から peak まで一次回帰し，一次回帰線「Y＝ax＋b」の「a」が OUES の値である（**図 4-26**）．基本的な問題点としては，$\dot{V}_E$ は運動強度（$\dot{V}O_2$）に対し指数関数的に増加するのではなく，AT を境により急峻に増加するので，理論的に無理のある仮定を用いていることである．しかし，$\dot{V}_E$ vs. $\dot{V}CO_2$ slope が肺血流に依存するのに対し，OUES は体循環の酸素輸送量（ヘモグロビン量を含む）に依存するため，シャント疾患や貧血合併例では前者と異なった態度をとることは興味深い．一方，心不全悪化に伴って，OUES は $\dot{V}_E$ vs. $\dot{V}CO_2$ slope とは逆に傾きが小さくなる点に注意が必要である．

2）$\dot{V}_E$ vs. $\dot{V}CO_2$ slope（図 4-27）

Ramp 負荷中の $\dot{V}CO_2$ 増加に対する換気量増加の傾きである．心不全で運動中の肺血流量増加が不十分であると換気血流不均衡が増大し，肺胞死腔量が増加するにつれて slope は急峻となる．

X 軸を $\dot{V}CO_2$，Y 軸を $\dot{V}_E$ とし，ramp 負荷開始から peak までの区間でプロットし，ramp 負荷開始から RCP までを一時回帰

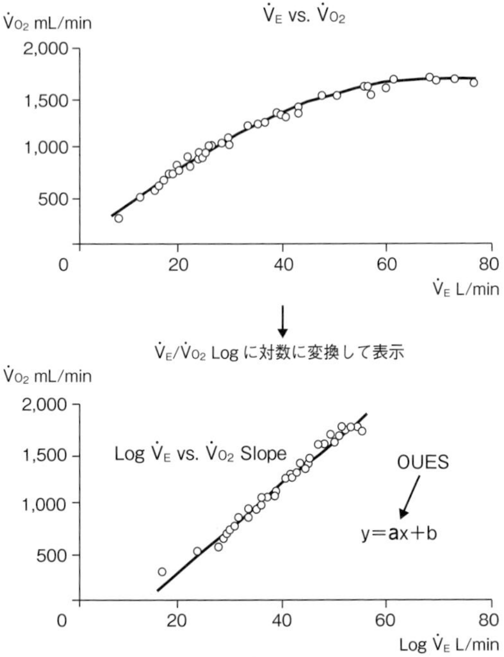

図 4-26　Oxygen uptake efficacy slope (OUES) (Baba et al, 1996)[29)]

し，一次回帰直線「Y＝ax＋b」の「a」が $\dot{V}_E$ vs. $\dot{V}CO_2$ slope の値である．

最大負荷に達しなくても得られる指標のため，運動中の換気の異常を簡便かつ安全に測定できる指標である．また，peak $\dot{V}O_2$ と有意な負の相関が示されており，重症になるほど高値を示し，生命予後規定因子としても注目されている[19)]．

Ponikowski ら[30)]は，運動耐容能が保持されている（peak $\dot{V}O_2$ ＞18 mL/min/kg）慢性心不全の症例においても，$\dot{V}_E$ vs. $\dot{V}CO_2$ slope が高値（＞34）である症例は予後不良であることを報告している（**図 4-28**[30)]，**表 4-11**）．彼らは $\dot{V}_E$ vs. $\dot{V}CO_2$ slope 亢進の機序の 1 つとして中枢および末梢化学受容体反射感受性の亢進の関与も推測している．

$\dot{V}_E$ vs. $\dot{V}CO_2$ slope は肺血流量と TV-RR curve が変化すると傾

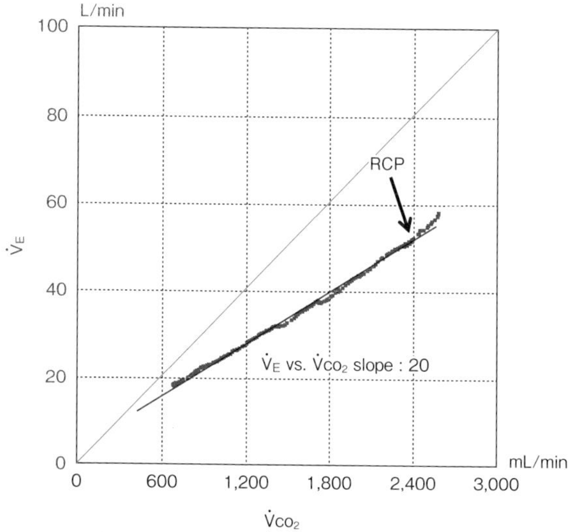

図 4-27　$\dot{V}_E$ vs. $\dot{V}_{CO_2}$ slope

〈$\dot{V}_E$ vs. $\dot{V}_{CO_2}$ slope の決定法〉

X 軸を $\dot{V}_{CO_2}$，Y 軸を $\dot{V}_E$ とし，プロットする区間は ramp 負荷開始から peak まで．解析区間は ramp 負荷開始から RCP までとして一時回帰し，Y＝ax ＋ b 一次回帰線の a が $\dot{V}_E$ vs. $\dot{V}_{CO_2}$ slope の値．

表 4-11　$\dot{V}_E$ vs $\dot{V}_{CO_2}$ slope の評価分類

	$\dot{V}_E$ vs. $\dot{V}_{CO_2}$ slope
＜30.0	換気応答正常
30.0≦　＜35.0	換気応答軽度増加
35.0≦　＜45.0	換気応答増加
45.0≦	換気応答著明増加

（伊東春樹：榊原記念病院の分類．2006）

きが変わるが，$\dot{V}_E/\dot{V}_{CO_2}$ は解剖学的死腔量の増加で上方へ偏位する．つまり，$\dot{V}_E$ vs. $\dot{V}_{CO_2}$ slope が正常であるのに Min $\dot{V}_E/\dot{V}_{CO_2}$ が高値を示した場合は，心疾患や肺血管疾患による肺血流量の増加不良はないが，解剖学的死腔が増加する呼吸器疾患を疑う．

左 → 右シャントが主体の心房中隔欠損（ASD）や心室中隔欠損（VSD）のようなシャント疾患では全身への酸素輸送能は低下しているにもかかわらず，$\dot{V}_E$ vs. $\dot{V}_{CO_2}$ slope の上昇は認め

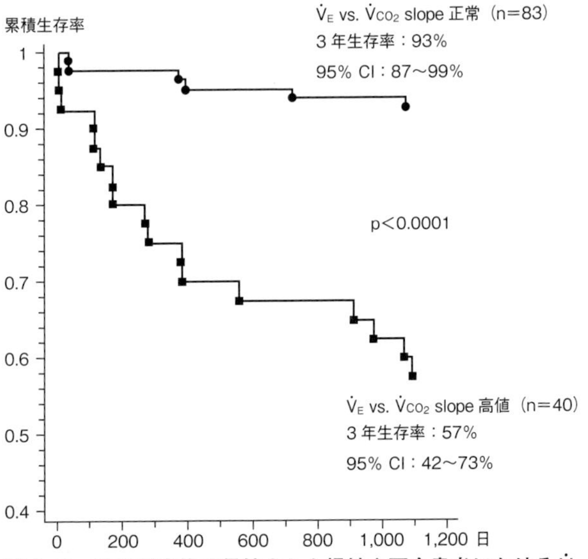

図 4-28　運動耐容能が保持された慢性心不全患者における $\dot{V}_E$ vs. $\dot{V}CO_2$ slope と生命予後
(Ponikowski et al, 2001)[30]

られない．これは左 → 右シャントのために肺血流が多くなって, CO_2 に対する換気効率が悪化していないためである．なお, OUES は体循環の酸素輸送量に依存するため，シャント疾患や貧血合併例では低下する．

7. P_{ETO_2} と P_{ETCO_2}

息を吐くと，呼出し始めの呼気は口腔や気管などの死腔により，CO_2 濃度が希釈される．呼出し続けることにより，鼻腔や口腔内の CO_2 濃度は上昇し，呼気の最後で肺胞からの呼気となり，CO_2 濃度が最大値となる．同様に O_2 濃度は呼気の終わりに向かって低下する．これが呼気終末二酸化炭素分圧（partial pressure of end-tidal carbon dioxide, P_{ETCO_2}），呼気終末酸素分圧（partial pressure of end-tidal oxygen, P_{ETO_2}）〔または呼気終末 CO_2 分画濃度（F_{ETCO_2}），O_2 分画濃度（F_{ETO_2}）〕である．CO_2 は拡散によって肺胞から呼気中に出るが，肺血流が少なく灌流されている肺胞が減少すると，非灌流肺胞からの呼気により CO_2

濃度は低下する．したがって，$P_{ET}CO_2$ が低値ということは肺血流量が少ない，つまり心拍出量が少ないことを表す．

通常，動脈血二酸化炭素分圧（$Paco_2 \fallingdotseq 40$ toll）はかなり厳密にコントロールされている．これは体内の pH を一定にするための重要な機構で，$Paco_2$ が上昇すると末梢の化学受容体を介して換気が亢進し，肺からの CO_2 の排出が増加する．運動中では肺血流の増加と同時に肺血管が拡張し，換気血流不均衡が減少し，有効肺胞換気量が増加して CO_2 の排出が増える．逆に，$Paco_2$ が低下すると換気が抑制され，CO_2 の排出が減って $Paco_2$ は正常に向けて上昇する．

安静時の $P_{ET}CO_2$ は $Paco_2$ よりも若干低く，運動により一回換気量が増え，$P_{ET}CO_2$ は徐々に上昇し，さらに運動が強くなると $Paco_2$ より高くなる．$P_{ET}CO_2$ は運動中 RCP まではほぼ一定に保たれ，RCP から持続的に下降する．これは，乳酸性アシドーシスに対する呼吸性代償により $\dot{V}_E$ は急増するが，CO_2 の排出は $\dot{V}_E$ ほど急増することはないため，呼気に含まれる CO_2 は低下するからである．同時に，RCP 以降は $\dot{V}_E$ は $\dot{V}co_2$ を上回って増加するので，$\dot{V}_E/\dot{V}co_2$ は上昇する．

心不全例では，安静時から心ポンプ機能低下のため肺血流量が低下しており肺胞死腔が多いため，$Paco_2$ と $P_{ET}CO_2$ の差が大きく，運動によって差は縮まるものの $P_{ET}CO_2$ は $Paco_2$ と等しくなることやそれを超えることはない[31)]（**図 4-29**）．$P_{ET}CO_2$ が低値であるということは換気血流不均衡が解消されていない，つまり肺血流量（≒心拍出量）の増加が少ないことを示し，運動中の心ポンプ機能を推測できる．

$F_{ET}O_2$ は $\dot{V}_E/\dot{V}O_2$ と似た動態をとる．安静時から AT までほぼ一定で，AT 以降，$\dot{V}_E$ が増加しても体内で使用される O_2 が $\dot{V}_E$ と同程度に増加することはない．そのため，末梢で利用されなかった O_2 により混合静脈中の O_2 含有量が増える．その結果，AT を超えると呼気中の $P_{ET}O_2$ は増加する．

気体の O_2 や CO_2 を分圧で測定する場合，$P_{ET}O_2$ と $P_{ET}CO_2$ は気圧の影響を受けるので，$F_{ET}O_2$ と $F_{ET}CO_2$ を用いる場合もある．なお，“F” は fractional concentration（分画濃度）を意味するので，正確には 0.0～1.0 で表記されるべきであるが，呼気ガス分析器では馴染みやすさから習慣的に％表示されることが多い．

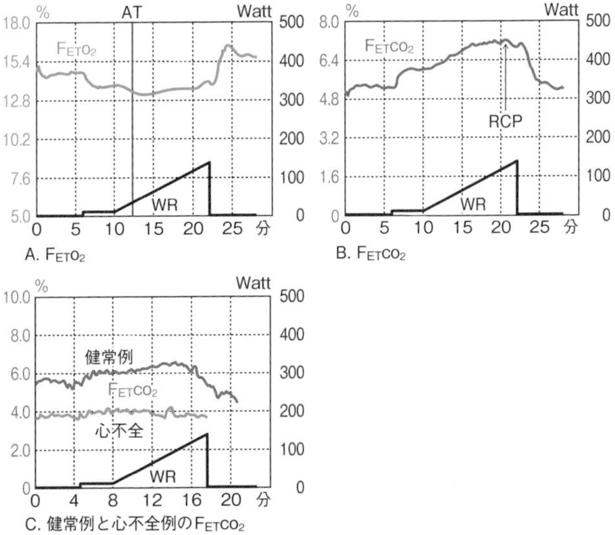

図 4-29　$F_{ET}O_2$ (A)・$F_{ET}CO_2$ (B) の変化と健常例と心不全例の $F_{ET}CO_2$ の比較（C）

8. 呼吸性代償開始点（RCP：respiratory compensation point）

体内の CO_2 は $Paco_2$ によりコントロールされている．血液のpH を決定しているのは主に炭酸水素イオンを含む重炭酸イオン（HCO_3^-）と $Paco_2$ であり，HCO_3^- は腎臓で，$Paco_2$ は肺で調節されている．AT を超えると乳酸産生が増加し，水素イオン（H^+）の増加により pH は低下するが，細胞内や血液中の HCO_3^- が乳酸を緩衝し pH を正常に保とうとする．その結果，しばらくは pH の低下は緩徐となる．しかし，腎臓での HCO_3^- の産生が追いつかなくなり，血液中の HCO_3^- が減少すると，酸の増加を抑制しきれなくなるため，代謝性アシドーシスが惹起される．これを代償するために化学受容体を介して換気の亢進，すなわち「代謝性アシドーシスに対する呼吸性代償」が始まる．つまり，RCP 以下での換気のコントロールはほとんど CO_2 によって行われていたものの，アシドーシスの出現により換気は pH や K^+ によっても促進され，さらに亢進することに

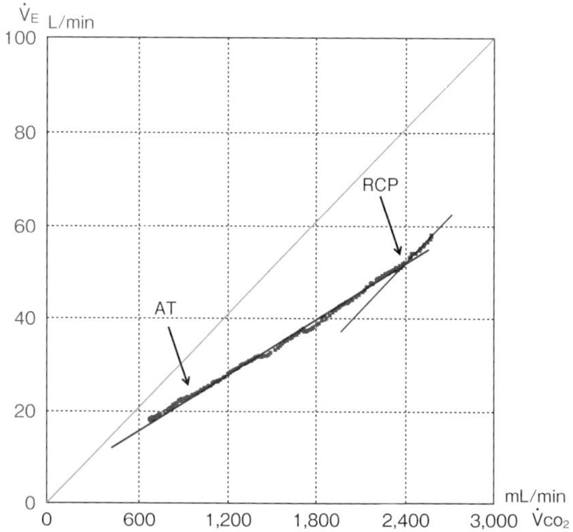

図 4-30　$\dot{V}_E$ vs. $\dot{V}CO_2$ slope での RCP の決定

〈$\dot{V}_E$ vs. $\dot{V}CO_2$ slope 決定法〉
X 軸を $\dot{V}CO_2$，Y 軸を $\dot{V}_E$ とし，プロットする区間は ramp 開始から peak まで．解析区間は ramp 開始から RCP までとして一時回帰し，Y＝ax＋b 一次回帰線の a が $\dot{V}_E$ vs. $\dot{V}CO_2$ slope の値．

なる．この呼吸性代償が加わる点が RCP である（p.56 参照）．

RCP の決定法にはいくつかあり，$\dot{V}_E$ vs. $\dot{V}CO_2$ slope から RCP を決定する方法（**図 4-30**）では，X 軸に $\dot{V}CO_2$，Y 軸に $\dot{V}_E$ をプロットし，$\dot{V}CO_2$ の増加に対する $\dot{V}_E$ の増加がより急峻になる時点が RCP である．V-slope 法では，RCP 以降は $\dot{V}CO_2$ の上昇は $\dot{V}O_2$ よりさらに急峻となるため，AT の変曲点を超えた後にさらに傾斜が急になる点として認識できる（**図 4-15**，p.87）．

Time trend 法（**図 4-31**）では，呼気ガス指標を時間軸に対してプロットし，下記の複数の指標の変曲点から決定する．呼吸性代償機転として換気が亢進するので，$\dot{V}_E$ が変曲点をもって増加し，$\dot{V}_E/\dot{V}CO_2$ は最下点から上昇を開始し，R はさらに上昇し，$P_{ET}CO_2$ が持続的に低下するポイントである（**表 4-12**）．通常，R＝1.0 を超えてから出現する．

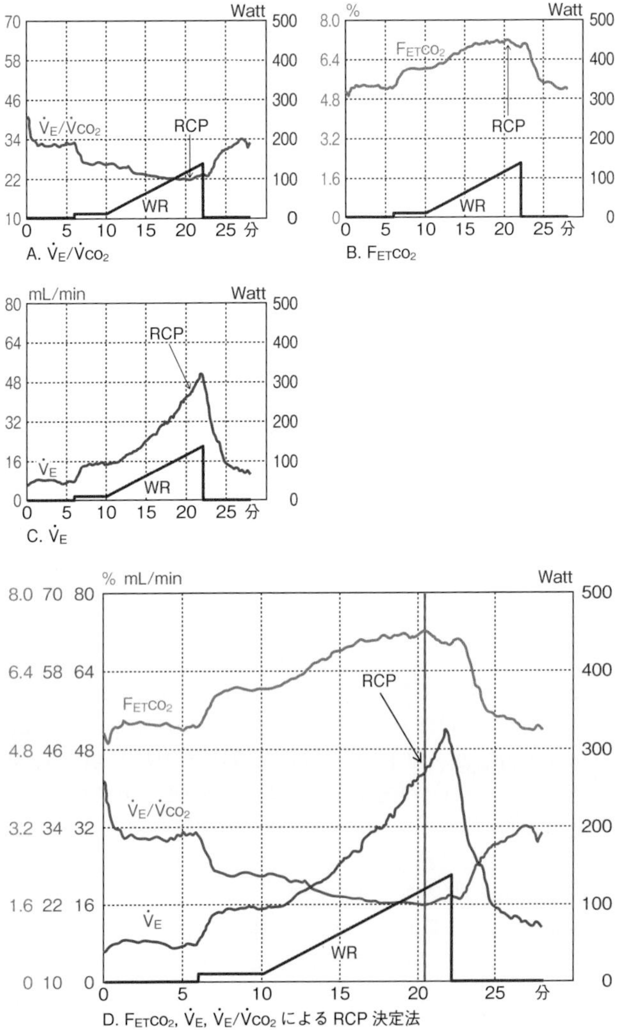

図 4-31　RCP の決定—Time trend 法

3—報告書の作成

CPX は運動耐容能の測定に用いられ，CPX から得られる種々

表 4-12　RCP の決定法

1. $\dot{V}_E$ vs. $\dot{V}CO_2$ slope で $\dot{V}CO_2$ の増加に対する $\dot{V}_E$ の増加がより大となる点.
2. V-slope 法で AT を超えてから，さらに $\dot{V}CO_2$ の増加が $\dot{V}O_2$ の増加より大となる点.
3. AT 以降で運動強度の増加に対して R が変曲点をもって増加する点.
4. AT 以降で運動強度の増加に対して $\dot{V}_E$ が変曲点をもって増加する点.
5. 運動強度の増加に対して $\dot{V}_E/\dot{V}CO_2$ が最下点から上昇を開始する点.
6. 運動強度の増加に対して $P_{ET}CO_2$ が持続的に低下を開始する点.

の指標は，運動中の呼吸循環動態のみならず，日常の活動能力や労作時の呼吸循環系異常の診断，心不全患者の予後推定[14]や運動療法における強度の基準[32]，治療効果判定[33]，心臓ならびにそれ以外の手術適応決定[34]，心移植の適応基準[35]，ペースメーカの至適プログラムの設定など，多方面に利用される．しかしながら，CPX は既に確立した検査法であるにもかかわらず，残念ながら循環器専門医や呼吸器専門医であっても，そのデータを解釈できない医師が多いことは否めず，また，リハに携わっていても理解できないコメディカルスタッフも多い．そのため，検査報告書は必要な項目を網羅するだけではなく，わかりやすく実際的なものでなければならない．

報告書には測定時の患者情報として診断名，服薬内容，安静時心電図所見，運動負荷様式，プロトコール，身長，体重などを明記しておかなければならない[36]（**表 4-13**）．これは基準値との比較や同一患者での複数の検査と比較するときに重要である．

検査の所見として，安静時から回復期終了までの時系列データ（運動時間，心拍数，血圧，PRP，ST-T 変化，呼気ガス指標のデータ，SpO_2，仕事率・回転数，速度・傾斜）を 1 分ごとに表示する．次いで，呼気ガス指標の解析データ（安静時，AT，RCP，peak $\dot{V}O_2$ などとそれらの時点の他の指標），そして検査中止の理由，自覚症状，虚血や運動誘発性不整脈の有無，運動に対する心拍・血圧・換気・心拍出量応答についての判定などを記載する（**図 4-32，33**）．

表 4-13　推奨する運動負荷試験の最終報告書

推奨する報告書の内容	記載例
A．患者の試験前の情報	
運動負荷に関連した症状や運動負荷試験の限界に関する情報	・患者は坂道歩行で息切れあり
運動負荷試験の具体的な目的（主治医から）	・運動制限の程度は？ ・肺切除術に耐えられる？ ・治療薬変更
試験結果の解釈に有用な臨床的情報	・患者側の運動制限のタイプ（疲労，胸痛，呼吸困難） ・普段の生活での活動度 ・服薬 ・職歴
身体所見	・血圧，胸部と心臓の所見 ・身長・体重と最近の変化
他の試験結果	・安静時の心電図，胸部 X 線，呼吸機能検査，心エコー図
最近の患者情報	・最近の症状（特に検査予約時から） ・試験前の食事と服薬状況 ・試験日の VC，IC，FEV1，MVV
運動負荷試験前の診断名	・COPD，冠動脈疾患，気管支喘息
B．運動負荷検査室の情報	
運動負荷装置	・使用した負荷装置の種類と測定項目
運動負荷プロトコール	・漸増または一定仕事率負荷 ・酸素吸入の有無
他の検査や処置（もしあれば）	・動脈または肺動脈カテーテル，パルスオキシメータ，運動後の呼吸機能検査
C．運動負荷試験中と検査後の観察項目	
患者の努力程度	・良好な努力
負荷の中止理由	・なぜ試験を中止したか？ ・試験は患者と医師のどちらによって中止されたか？ ・中止時の症状が普段の運動中止理由と同じか？
データの表示	・得られたデータのグラフと表 ・最も重要な情報を要約した表
D．運動負荷試験の解釈	
最大運動能力	・$\dot{V}O_2$ の実測値（mL/min） ・体重換算された $\dot{V}O_2$（mL/min/kg） ・基準値に対する％表示
12 パネルに表示されたデータから解釈される心肺機能，換気血流不均衡，呼吸パターン，換気予備能に関するコメント	・どの機能が異常か？ ・仕事率の増加に対する $\dot{V}O_2$ の増加率は正常か？ ・換気効率は正常か？ ・呼吸パターンは規則正しいか，不規則か？
病態生理に関連する運動中止時の症状と臨床診断につながる検査所見	・心電図のⅡ，Ⅲ，V4-V6 の ST 部分が低下し始めたときに $\dot{V}O_2$ の増加が止まった．換気効率と換気予備能は正常だった．以上の所見は，本試験で行った仕事率での心筋虚血の出現を示唆している．

COPD：慢性閉塞性肺疾患，FEV1：1 秒量，IC：最大吸気量，MVV：最大分時換気量，VC：肺活量．

（Wasserman et al, 2017[36]，p.147 から一部改変）

心肺運動負荷試験（CPX）報告書

ID 番号　　　　　　氏名　　　　　　　　　　　年齢 70 歳　性別　男性
検査日時 2020 年 4 月 8 日　14 時 03 分
身長 168.0 cm　体重 69 kg　体表面積 1.78 m^2　BMI 24.4 kg/m^2
病名
服薬
負荷装置　エルゴメータ　　　　　負荷法　20 W warm-up＋20 W RAMP
症状　なし
中止理由　下肢疲労　　　　　　　予測最大心拍数　　実測最大心拍数

データ名	実測値	基準値	%
ATve $\dot{V}O_2$ (mL/min/kg)	18.1	14.5	125
Peak $\dot{V}O_2$ (mL/min/kg)	24.9	23.3	107
Peak WR (W)	133	146	92
Peak O_2 Pulse (mL/beat)	13.47	11.01	122
$\dot{V}_E$ vs $\dot{V}CO_2$ Slope	28.5	28.0	102
min $\dot{V}_E/\dot{V}CO_2$	29.1	29.1	100
OUES	2,698	2,108	128

データ名	実測値	基準値	%
$\Delta\dot{V}O_2/\Delta WR$ (mL/min/W)	10.77	8.70	124
ΔHR/ΔWR (beat/min/W)	0.55	0.53	103
開始時時定数 (sec)	27	32	80
開始時 T 1/2 (sec)	21		
回復期時定数 (sec)	83		
回復期 T 1/2 (sec)	66		

Mode	Time	HR	BPsys	RR	$\dot{V}_E$	$\dot{V}O_2$	$\dot{V}O_2$/Wt	METs	R	WR	RPM
Rest	1:00	62	113	17	13.1	320	4.6	1.3	0.87	0	0
	2:00	62	115	13	10.9	267	3.9	1.1	0.92	0	0
	3:00	62	116	15	11.0	272	3.9	1.1	0.87	0	0
	4:00	62	117	15	9.9	254	3.7	1.1	0.84	0	0
	5:00	62	118	12	12.2	304	4.4	1.3	0.94	0	0
	6:00	67	110	19	14.6	394	5.7	1.6	0.84	0	0
Warm Up	1:00	72	112	20	20.7	579	8.4	2.4	0.90	20	52
	2:00	73	119	20	22.7	670	9.7	2.8	0.89	20	50
	3:00	75	134	24	23.2	745	10.8	3.1	0.89	20	53
	4:00	74	143	21	23.1	679	9.8	2.8	0.93	20	54
Ex	1:00	78	145	22	27.0	784	11.4	3.2	0.95	40	55
	2:00	87	146	22	30.6	961	13.9	4.0	0.94	60	56
	3:00	100	150	24	36.8	1220	17.7	5.1	0.95	80	55
	4:00	112	170	25	45.8	1451	21.0	6.0	1.03	100	56
	5:00	122	181	29	56.8	1693	24.5	7.0	1.08	120	55
Peak	5:42	130	189	42	70.5	1865	27.0	7.7	1.14	133	48
Rec u	1.00	121	193	25	48.5	1324	19.2	5.5	1.18	0	0
	2:00	92	172	19	35.9	689	10.0	2.9	1.51	0	0
	3:00	85	160	17	28.1	512	7.4	2.1	1.47	0	0
	4:00	81	139	20	19.7	399	5.8	1.7	1.31	0	0
	5:00	79	139	16	15.6	323	4.7	1.3	1.20	0	0
	6:00	79	135	17	17.3	354	5.1	1.5	1.16	0	0
	7:00	77	135	20	18.9	379	5.5	1.6	1.12	0	0

心拍数　　：上昇反応正常
血圧　　　：上昇反応正常
リズム　　：Ex.～Rec. 心室期外収縮（＋），Peak で $\dot{V}_E$ 2 連発（≒ 180 bpm）
J-ST 分節：著変なし
虚血判定　：Negative
コメント　：持久力良好，最大運動能正常．運動時換気効率正常，負荷に対する心拍出応答正常．

図 4-32　心肺運動負荷試験（CPX）の報告書（例）（基準値出典：Itoh et al, 2013）[5)]
この報告書の時系列データは，peak $\dot{V}O_2$ など各ステージ終了時の値が直前 15 秒間の平均値，毎分の値が前後 30 秒，計 1 分間の平均値を示し，図 4-33 の解析データとは数値が若干異なる．

データ名（単位）	Rest	Warm UP	AT-1m	AT	RC	Peak
Time（min）	5:54	9:57	12:09	13:09	15:03	15:15
HR（beats/min）	62	74	90	100	122	128
BPsys（mmHg）	119	142	133	166	177	189
BPdia（mmHg）	78	71	80	78	77	81
PRP	7,378	10,508	11,782	16,600	21,594	24,192
$\dot{V}O_2$（mL/min）	279	685	1,031	1,247	1,588	1,721
$\dot{V}O_2$/Wt (mL/min/kg)	4.0	9.9	14.9	18.1	23.0	24.9
$\dot{V}O_2$/HR（mL/beats）	4.5	9.2	11.2	12.2	13.1	13.5
$\dot{V}CO_2$	248	635	974	1,185	1,716	1,995
R	0.84	0.93	0.94	0.95	1.08	1.16
VE（L/min）	10.5	23.4	31.0	36.3	52.0	64.7
RR（回/min）	12.1	20.9	21.5	24.3	28.4	35.5
TV（mL）	942	1,122	1,488	1,545	1,874	1,825
$F_{ET}O_2$（%）	15.9	15.6	15.4	15.1	15.7	16.4
$F_{ET}CO_2$（%）	4.54	4.95	5.16	5.38	5.35	4.94
$\dot{V}_E/\dot{V}O_2$	37.9	34.3	31.9	29.8	32.8	37.6
$\dot{V}_E/\dot{V}CO_2$	42.9	37.0	31.8	32.3	30.3	32.4
V_D/V_T	0.36	0.32	0.29	0.28	0.24	0.23
METs	1.2	2.8	4.3	5.2	6.6	7.1
WR（Watts）	0	20	63	82	120	133
RPM（rpm）	0	54	56	55	55	48
解析区間始（min）	4:57	9:00	12:09	13:09	15:03	15:15
解析区間終（min）	5:54	9:57				15:42

検査日	プロトコール	Peak $\dot{V}O_2$	AT	Peak WR
2015/07/07	20 W+20 W RAMP	27.0	15.0	148 Watt
2014/10/03	20 W+20 W RAMP	24.6	13.6	144 Watt

図 4-33　心肺運動負荷試験（CPX）解析の報告書例

（インターリハ社製 Cpex-1）

（前田知子）

文献

1）川久保清：冠動脈狭窄の診断基準．運動負荷心電図 その方法と読み方，第 2 版．医学書院，2010．

2）Fletcher GF, et al: Exercise standards for testing and training: a scientific statement from the American Heart Association. *Circulation* **128** : 873-934, 2013.

3）Mark DB, et al: Exercise treadmill score for predicting prognosis in coronary artery disease. *Ann Intern Med* **106** : 793-800, 1987.

4）Fletcher GF, et al : Exercise standards for testing and training: a statement for healthcare professionals from the American Heart Association. *Circulation* **104** : 1694-1740, 2001.

5）Itoh H, et al: Heart rate and blood pressure response to ramp exercise and exercise capacity in relation to age, gender, and mode of exercise in a healthy population. *J Cardiol* **61** : 71-78, 2013.

6）Omiya K, et al: Relationship between double product break point,lactate threshold and ventilatotty threshold in cardiac patients. *Eur J Appl* **91** : 224-229, 2004.

7）Matsumoto A, et al: Kinetics of oxygen uptake at onset of exercise related to cardiac output, but not to arteriovenous oxygen difference in patients with chronic Heart failure. *Am J Cardiol* **83** : 1573-1576, 1999.

8）Koike A, et al: Evaluation of exercise capacity using submaximal exercise at a constant work rate in patients with cardiovascular disease. *Circulation* **91** : 1719-1724, 1995.

9）Akashi Y, et al: Short-term physical training improves vasodilatory capacity in cardiac patients. *Jpn Heart J* **43** : 13-24, 2002.

10）Koike A, et al: Prognostic significance of cardiopulmonary exercise testing for 10-year survival in patients with mild to moderate heart failure. *Jpn Circ J* **64** : 915-920, 2000.

11）Itoh H, et al: In Cardiopulmonary exercise testing and cardiovascular health, Wasserman K (ed), Futura publishing NY, 2002.

12）Koike A, et al: Prognostic power of ventilatory responses during submaximal exercise in patients with chronic heart disease. *Chest* **121** : 1581-1588, 2002.

13）Tajima A, et al: Oxygen uptake kinetics during and after exercise are useful markers of coronary artery disease in patients with exercise electrocardiography suggesting myocardial ischemia. *Circ J* **73** : 1864-1870, 2009.

14）Hansen JE, et al: Relation of oxygen uptake to work rate in normal men and men with circulatory disorders. *Am J Cardiol* **59** : 669-674, 1987.

15）小野 隆・他：ランプ負荷運動時の酸素摂取量増加率は負荷上昇率に依存する．体力科学 **40**：536，1991．

16）Wasserman K, et al: Anaerobic threshold and respiratory gas exchange during exercise. *J Appl Physiol* **35** : 236-243, 1973.

17）American Thoracic Society; American College of Chest Physicians : ATS/ACCP Statement on Cardiopulmonary Exercise Testing. *Am J Respir Crit Care Med* **167** : 211-277, 2003.

18）Itoh H, et al: Evaluation of severity of heart failure using ventilatory gas analysis. *Circulation* **81** : Ⅱ-31-Ⅱ-37, 1990.

19）Chua TP, et al: Clinical correlates and prognostic significance of the ventilatory response to exercise in chronic heart failure. *J Am Coll Cardiol* **29** : 1585-1590, 1997.

20）Mancini DM, et al: Value of peak exercise oxygen consumption for optimal timing of cardiac transplantation in ambulatory patients with heart failure. *Circulation* **83** : 778-786, 1991.

21）Kubozono T, et al: Peak $\dot{V}O_2$ is more potent than B-type natriuretic peptide as a prognostic parameter in cardiac patients. *Circ J* **72** : 575-581, 2008.

22）Myers J, et al: Exercise capacity and mortality among men referred for exercise testing. *N Engl J Med* **346** : 793-801, 2002.

23）Weber KT, et al: Oxygen utilization and Ventilation during exercise in patients with chronic heart failure. *Circulation* **65** : 1213-1223, 1982.

24）Cohen-Solal A, et al: Prolonged kinetics of recovery of oxygen consumption after maximal graded exercise in patients with chronic heart failure. Analysis with gas exchange measurements and NMR spectroscopy. *Circulation* **91** : 2924-2932, 1995.

25）Ichikawa Y, et al: Changes in oxygen uptake kinetics after exercise caused by differences in loading pattern and exercise intensity. *ESC Heart Fail* 2002, doi: 10.1002/ehf2.12641.

26）Sorli J,et al: Control of breathing in patients with chronic obstructive lung disease. *Clin Sci Mol Med* **54** : 295-304, 1978.

27）Sullivan MJ, et al: Increased exercise ventilation in patients with chronic heart failure: intact ventilatory control despite hemodynamic and pulmonary abnormalities. *Circulation* **77** : 552-559, 1988.

28）Adachi H, et al: Nitric oxide production during exercise in chronic heart failure. *Am Heart J* **134** : 196-202, 1997.

29）Baba R, et al: Oxygen uptake efficiency slope: a new index of cardiorespiratory functional reserve derived from the relation between oxygen uptake and minute ventilation during incremental exercise. *J Am Coll Cardiol* **28** : 1567-1572, 1996.

30）Ponikowski P, et al: Enhanced ventilatory response to exercise in patients with chronic heart failure and preserved exercise tolerance: marker of abnormal cardiorespiratory reflex control and predictor of poor prognosis. *Circulation* **103** : 967-972, 2001.

31）Matsumoto A, et al: End-tidal CO_2 pressure decreases during exercise in cardiac patients : association with severity of heart failure and cardiac output reserve. *J Am Coll Cardiol* **36** : 242-249, 2000.

32）土肥まゆみ・他：Anaerobic threshold（AT）を指標とした急性期心筋梗塞．日臨生理会誌 **25**：131-138，1995.

33）ERS Task Force et al: Recommendations on the use of exercise testing in clinical practice. *Eur Respir J* **29** : 185-209, 2007.

34）Older P, et al: Preoperative evaluation of cardiac failure and ischemia in elderly patients by cardiopulmonary exercise testing. *Chest* **104** : 701-704, 1993.

35）Mancini DM, et al: Value of peak exercise oxygen consumption for optimal timing of cardiac transplantation in ambulatory patients with heart failure. *Circulation* **83** : 778-786, 1991.

36）Wasserman K et al 原著，伊東春樹監訳：運動負荷試験とその解釈と原理（原著第 5 版），ジャパンハートクラブ，2017.

V

臨床応用

1―心肺運動負荷試験指標の応用

心肺運動負荷試験（CPX）の臨床応用としては，労作時息切れなどの運動制限の原因疾患や病態の診断，ならびに各種疾患患者における運動許可条件や運動療法における運動強度の基準，すなわち運動処方作成などがある．主な適応は**表 1-3**（p.4）に示す．

1．運動制限因子の検索

Wasserman による有名な「歯車の絵」の構成要素のいずれかが機能不全を呈すると，運動制限を引き起こす（**図 5-1**）．CPX による運動制限因子の検索とは，まさにこの 3 つの歯車ないしは歯車間のどこに異常があるかを同定することにある．

2．呼吸器疾患（図 5-1 右の歯車）

呼吸器疾患の場合，肺のガス交換に異常を呈する場合と換気の異常が運動制限を起こす場合とがある．さらに，肺血管の異常なども労作時息切れを起こす重要な疾患である．すなわち，慢性閉塞性肺疾患（COPD），拘束性肺疾患，間質性肺炎，肺血栓塞栓症などである．疾患の診断そのものは，安静時の呼吸機能検査や血液ガス，心エコー図や CT などの画像検査に異常があれば容易であり，その意味でも CPX に先立って呼吸機能検査の実施が強く推奨される．しかし，重症度の判定や自覚症状の病態の解明には CPX が不可欠である．

ガス交換に異常がある場合，運動中の低酸素血症が惹起され，動脈血酸素飽和度の低下が起こる．これは経皮酸素飽和度計（saturation monitor）で SpO_2 の低下として表れる．安静時の SpO_2 は 96～100% であり，これが 4% 以上低下した場合には "desaturation"（酸素飽和度低下）とする．

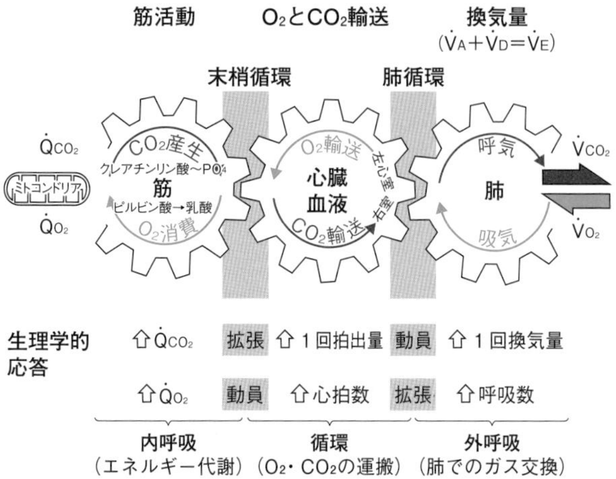

図 5-1　Wasserman による歯車の絵（一部改変）

（Wasserman et al, 1987[1] を一部改変）

細胞（内）呼吸と肺（外）呼吸の連関に関するガス輸送機構を説明する模式図．詳しくは次ページの Note を参照．

3．心疾患，大血管疾患（図 5-1 中央の歯車）

多くの心疾患は心ポンプ機能異常を惹起する．心ポンプ機能の低下はまず予備能の低下，すなわち最大心拍出量の減少から起こるので，安静時には必要十分な酸素輸送が確保されていても，需要が高まる運動時には供給不足となる．

$\dot{V}O_2$ は，中枢のポンプ機能と末梢の酸素利用能の積を反映するが，心ポンプ機能の低下は高強度の運動中のみならず，運動開始時や運動中，さらに運動終了後の心拍出量応答の異常を伴い，これらはすべて $\dot{V}O_2$ 動態に反映される．具体的には，運動開始時の $\dot{V}O_2$ 増加応答の低下（τon 延長），運動中の $\dot{V}O_2$ 増加量の減少（⊿$\dot{V}O_2$/⊿WR 低下），OUES の低下，負荷終了後の $\dot{V}O_2$ 減少応答の低下（τoff や $T_{1/2}$ 延長）として観察される．

4．骨格筋疾患，末梢血管疾患（図 5-1 左の歯車）

末梢の骨格筋に供給される酸素量は動脈側毛細管血中の酸素分圧と血管-細胞間距離に規定され，慢性心不全での組織に対する灌流圧の低下，血管周囲の浮腫などはこれらに悪影響を与える．一方，骨格筋側の問題としては慢性の栄養不足や運動制限による廃用萎縮，サイトカイン[2]などによる筋肉量の減少[3]，筋線維タイプの変化（Type Ⅰ，Ⅱaの相対的減少），酸化的リ

Note

Wasserman の「歯車の絵」

およそ，CPX に関するどのような教科書でも，必ずといってよいほど Wasserman の「歯車の絵」（**図 5-1**）が引用されている．外呼吸（肺でのガス交換）–循環（酸素・二酸化炭素の運搬）–内呼吸（エネルギー代謝）は極めて密接に，歯車が噛み合うかのごとく強固に連関している様子をわかりやすく訴えているからである．まさにこの図のとおり，3 つの歯車とその間の連結部に相当する生理学的連関は，生命を維持し，運動するためには不可欠の機構である．

歯車は系の生理学的要素の機能的な相互関係を示している．筋における酸素（O_2）の消費量（$\dot{Q}O_2$）の増大は，筋を灌流している血液から抽出する O_2 量の増加，末梢血管床の拡張，心拍出量（1 回拍出量と心拍数の積）の増加，肺血管の動員と拡張による肺血流量の増加，および換気量の増加などによって達成される．O_2 は肺血流量や肺血液のヘモグロビン酸素飽和度の程度に比例して，肺胞から摂取される（$\dot{V}O_2$）．定常状態においては，$\dot{V}O_2 = \dot{Q}O_2$ となる．換気量〔1 回換気量（TV）と呼吸数（f）の積〕は，新しく産生されて肺へ達する CO_2 量および動脈血の CO_2 と水素イオンのホメオスタシスに至る進行に比例して増加する．これらの指標は次の式による．

$$\dot{V}CO_2 = \dot{V}_A \cdot PaCO_2/PB$$

（$\dot{V}CO_2$：CO_2 排泄量，$\dot{V}_A$：肺胞換気量，$PaCO_2$：動脈血二酸化炭素分圧，PB：大気圧）

3 つの歯車は同じ大きさで示しているが，このような連関の各成分における変化が同じであることを意味するものではない．たとえば，心拍出量の増加は代謝率の増加よりも小さい．この結果，著しく激しい運動中では，血液から筋への酸素抽出が増加し，筋から血液への CO_2 排出が増大することになる．一方，中等度の仕事率では，換気量は静脈還流によって肺に運ばれる新生の CO_2 にほぼ比例して増加する．また，激しい運動中は，代謝性アシドーシスが発生し，この代謝性アシドーシスを呼吸性に代償するために換気量の増大（呼吸性代償）を招くことになる．

ン酸化酵素活性低下などにより酸素利用能が低下し，これらは酸素消費量の低下を引き起こし，$\dot{V}O_2$ 動態を変化させる．

多くの慢性疾患の場合，複数の機能異常が併存する．たとえば，慢性心不全における運動制限の 1 つに，労作時呼吸困難がある．その機序については運動中の心拍出量の増加不良に起因する肺胞死腔換気量（$\dot{V}_D$）の増大や肺毛細管圧に関係する肺のコンプライアンス低下，末梢化学受容体感受性の亢進などが主な原因と推察される．

2—運動処方

運動療法に関する各種のガイドラインでは，リスクの層別化と運動療法のためのメディカルチェックが必要であるとしている．運動療法を実施するうえで重要なのは，安全で有効な運動強度を設定することである．心疾患患者にとって運動強度処方域の設定は重要で，安全域の広い患者に対する一般的な運動強度は最大能力の 40〜85%[4] であるが（**表 5-1**），患者の重症度が高く運動能が低いほど，処方域は狭くなる（**図 5-2**）.

運動処方は薬の処方と同様で，患者個々の状態に合った安全かつ有効な運動の条件を示すものである．運動処方箋には，運動の種類，強度，時間，頻度の他に，心拍数や血圧の上限，服薬や不整脈出現に関する注意，運動器の障害を含めて起こりうる合併症に対する注意，運動を中止すべき条件などを明記する．**図 5-3** は CPX の結果から作成した運動処方箋の一例である．

表 5-1　一般的な持久的トレーニング

運動頻度	週に 5 日以上
運動強度	Peak $\dot{V}O_2$ の 40〜80% 心拍予備能の 40〜80% 予測最高心拍数の 50〜85% 自覚的運動強度（Borg スケール）12〜16
運動様式	トレッドミル，自転車エルゴメータなど
運動時間	30〜60 分 / 回

(Fletcher et al, 2013)[5]

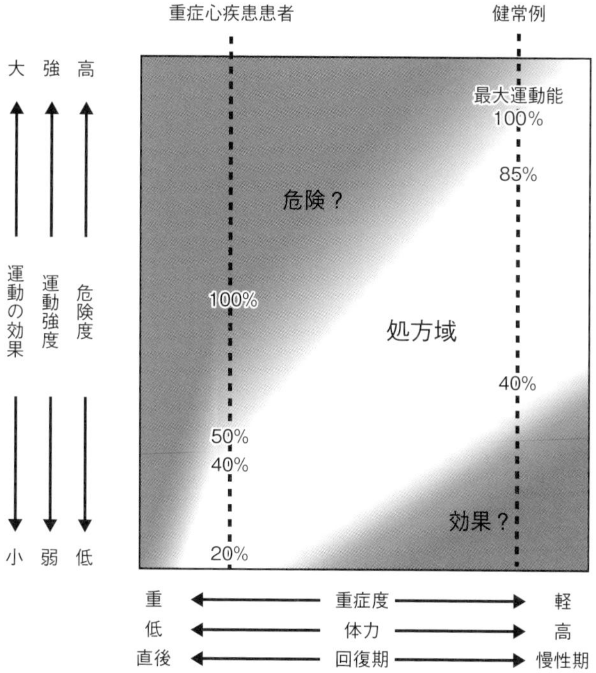

図 5-2　運動強度の処方領域　（伊東春樹，心臓病と運動，2003）

1．心肺運動負荷試験を用いた運動強度の決定法

CPX で症候限界性最大負荷試験を行えば，peak $\dot{V}O_2$ や AT などの指標に加え，運動中の呼吸循環機能応答が観察できるため，より安全で精度の高い運動処方が作成できる．

1）Peak $\dot{V}O_2$ を用いる方法

Peak $\dot{V}O_2$ は個体のもつ最大の有酸素運動能力であり，ramp プロトコールによる CPX でほぼ最大と思われる運動負荷を行ったときに記録された最高の $\dot{V}O_2$ である．一般的には，この値の 40〜80% 程度の $\dot{V}O_2$（運動強度）となるような運動が勧められている．しかしながら当然ではあるが，「40〜80%」では仕事率や運動強度の幅が広すぎて，処方は作成できない．対象例の原疾患，リスクや体力の程度により，そのパーセンテージは異なる．たとえば明らかな心血管疾患などがない中高年では，peak $\dot{V}O_2$ の 50% に相当する $\dot{V}O_2$ が得られる仕事率から始め，自覚症状や疲労の程度などを観察しながら徐々に仕事率を上げることが多い．

2）嫌気性代謝閾値（AT）を用いる方法

嫌気性代謝閾値（AT：anaerobic threshold）を用いる方法[6)]は，その運動生理学的理由により最も安全性が高い方法である．

運動指導レポート

ID番号　　　　　　　　　　氏名　　　　　　　　　　年齢　70歳　性別　男性

心肺運動負荷試験結果

検査日時　2016 年 04 月08日　14時 06 分

負荷装置　自転車エルゴメータ　負荷法　20W warm-up＋20W ramp

	安静時	AT1分前	AT	最大負荷時
負荷量（W）	0	63	82	133
$\dot{V}O_2$（mL/min/kg）	4.0	14.9	18.1	24.9
METs	1.2	4.3	5.2	7.1
心拍数（bpm）	62	90	100	128
収縮期血圧（mmHg）	119	133	166	189

ATレベル（　）　血圧異常（　）　心拍数異常（　）　ST異常（　）　調律異常（　）

運動指導

1）自転車エルゴメータで　60～65 w　心拍数　100 bpm
　収縮期血圧　165 mmHg　以下を目安に
　1回　30 分　1日　1 回　週　3～4 回

2）トレッドミルで時速　　km　傾斜　　%　心拍数　　bpm以下
　収縮期血圧　　mmHg　以下を目安に
　1回　　分　1日　　回　週　　回

3）ウォーキングエクササイズで時速　4～5 km　心拍数　105 bpm以下
　を目安に　1回　30～60 分　1日　1 回　週　3～4 回

留意事項

1）正確な較正を行っていない自転車エルゴメータでは仕事率（W）を目安にすることは避けてください．

2）以下の場合には実施しないでください．

　a）満腹時，著しい空腹時．

　b）定められた服薬をしなかったとき．

　c）風邪気味や睡眠不足など，体調が悪いとき．

3）運動前後にストレッチを中心とした適度な体操を行ってください．

年　月　日

医　師：
施設名：

図 5-3　運動療法処方箋（インターリハ社製 Cpex-1 の例）

AT はいわゆる「有酸素運動」の上限の運動強度で，AT 以下の運動強度では疲労物質である乳酸が蓄積することなく，アシドーシスが起こらずに，運動を長時間遂行することが可能である．また，交感神経活性の上昇が少なく，血中カテコールアミンの著明な増加もないことから，不整脈も起こりにくい．さらに，AT レベルまでは仕事率増加に対する左室駆出率の応答も保たれ，1 回拍出量も増加することなどから[7]，心疾患患者においても安全に運動をできる強度と考えられている．

図 5-3 には CPX を行って AT をトレーニングの運動強度（$\dot{V}O_2$）とした場合の処方箋を例示する．決定した AT ポイントに基づき心拍数，血圧，運動強度を設定するが，運動処方での仕事率は生体の反応遅れ時間を加味し，AT の 1 分前の仕事率を処方する．これによりトレーニング中の $\dot{V}O_2$ は AT とほぼ一致する（**図 5-4**）[8]．心電図，心拍数，血圧などの値は，ramp 負荷中の AT 出現時の値を採用し，運動処方箋を作成する．正確に処方したい場合や ramp 負荷試験での AT 決定に不安がある場合には，一段階負荷試験（**図 5-5**）[9] を行って確認するとよい．仕事率が高すぎる場合には，$\dot{V}O_2$ は 3 分以内に定常状態とはならず AT を超えて上昇，6 分目の $\dot{V}O_2$ は 3 分目の $\dot{V}O_2$ よ

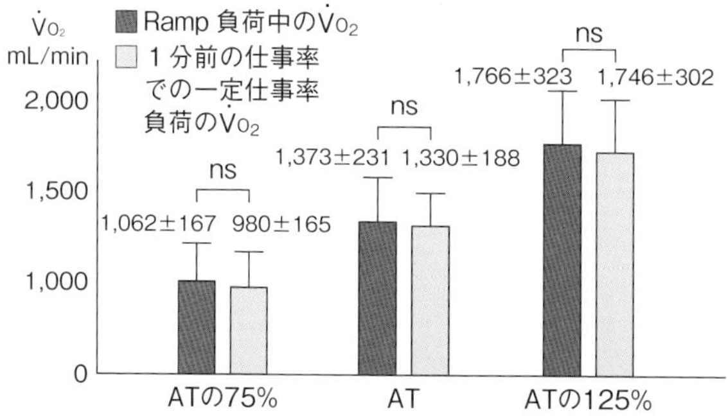

図 5-4　Ramp 負荷中の各ポイントにおける $\dot{V}O_2$ と，1 分前の仕事率での一定仕事率負荷の $\dot{V}O_2$　（Ichikawa et al, 2020）[8] から作成
若年健常男性 10 例に，30 W/min の ramp 負荷試験を実施し，AT 時の $\dot{V}O_2$ と，それの 75% 相当と 125% 相当の $\dot{V}O_2$ となる負荷時間を決定（■），それぞれの時刻の 1 分前の仕事率（-30 W）で一定仕事率負荷試験を行ったときの $\dot{V}O_2$（□）を示す．いずれの運動強度でも両群間に有意差はなかった（対応のある T 検定）．

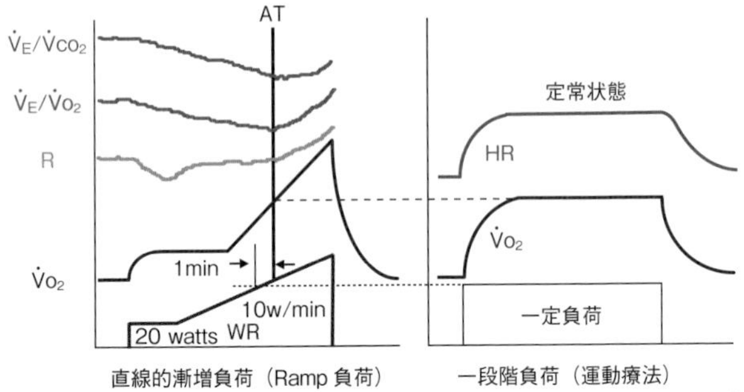

図 5-5　AT レベルの運動強度決定法　（伊東，1999）[9]

り高値となる.

AT レベルで血圧が 180〜190 mmHg を超えている場合は，降圧治療を行ってから, 再度 CPX を行って処方を作成する. 通常, 持久力向上のためには，1 回の運動は AT レベルで 30〜60 分以上行うことが望ましいとされている. 実際に運動療法を開始し，運動処方箋に記された心拍数，血圧を上回る場合や，自覚的運動強度が 13 を超えるときは，運動強度が強すぎ，運動処方が間違っていることがあるので，運動負荷試験の結果の見直しが必要である．また，効率よく安全に運動療法を行うには，定期的に運動処方を見直す.

AT レベルであっても，必ずしも運動強度が適性とはいえない場合もある. AT レベルで虚血や危険な不整脈, 血圧の異常（高血圧例の場合には 180 mmHg を目安とする）などがあった場合には，それら異常反応が起こる手前まで運動強度を下げて処方する（**図 5-2**，p.121）.

CPX をエルゴメータで実施して，ウォーキングでの心拍数を処方する際には，心拍数を 5〜10 bpm 程度高く設定する．これは，エルゴメータ運動では歩行運動に比し，若干心拍数応答が抑制されるからである.

呼気ガス分析を併用して運動負荷試験を行った場合は，身体活動のエネルギー所要量，すなわちメッツ（METs）の表を用いた日常生活での運動強度を説明できる．Ainsworth らの METs 表（**図 5-6**）は白人の酸素摂取量をもとに計算されている[10]．日本人に適応するときは, 体格差を考慮する必要がある.

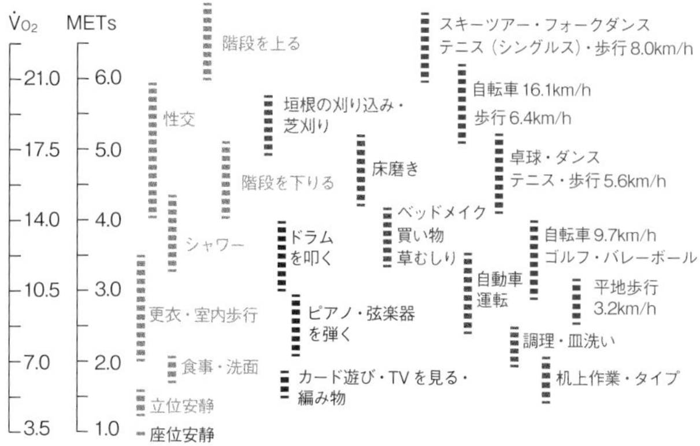

図 5-6　日常活動の運動強度　（Ainsworth, 2011）[10]

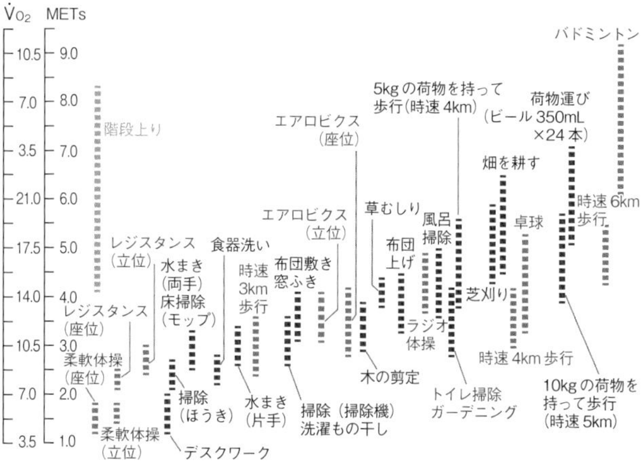

図 5-7　日本人の日常活動の運動強度　（田島・他，2012）[11] を一部改変

2012 年に日本人の身体活動エネルギー所要量[11]についての論文が発表された（**図 5-7**）．今後は日本人のデータを用いるべきである．

2．心肺運動負荷試験を用いない運動強度の決定法（図 5-8）

呼気ガス分析器がない場合，運動負荷心電図を行い，最大運動能の 40～60% の運動強度[12]を用いる方法がある．これは，

A. 最大運動負荷試験：呼気ガス分析なし

① 心拍予備能の 40〜60%（Karvonen 法：係数 0.2〜0.85）
② 二重積の変曲点（亜最大負荷）

B. 最大運動負荷試験：呼気ガス分析あり

① CPX での亜最大負荷試験：AT（漸増負荷中 AT 出現時点の 1 分前の仕事率）
② CPX での最大運動負荷試験：Peak $\dot{V}O_2$ の 40〜60% の酸素摂取量

図 5-8 運動強度の決定法

心拍数-酸素摂取量関係が一定と仮定すると，AT が peak $\dot{V}O_2$ の 40〜60% に相当するためである．しかし，実際には心拍数-酸素摂取量関係は症例ごとに大きく変化するので，急性期や心不全例での利用は慎重でなければならない．

1）Karvonen 法を用いる方法

いわゆる Karvonen 法（**図 5-9**）[12] は，呼気ガス分析を行わず最大運動負荷試験の心拍応答の結果から，運動処方を作成する方法である．最大心拍数から安静時心拍数を引き，それに係数を掛け，さらに安静時心拍数を足した数字がトレーニングの目標心拍数となる．症候限界性最大負荷試験を行った場合には使用可能である．

この方法の問題点は予備能に乗じる係数の値であり，各種ガイドラインも 0.4〜0.85 と対象によって幅を大きく設定している．また，最大心拍数に実測したものではなく，220 から年齢を引いた値を使用すると，心拍応答が正常な例では，運動強度を低く設定してしまうこととなり，逆に心疾患によくみられる心拍応答が低下している症例や β-遮断薬投与例では，運動強度が高く設定され安全性に問題が生じる．

図 5-10 [13] には，冠動脈バイパス術（CABG）後や急性心筋梗塞（AMI）後の心拍数応答の変化と，AT 時心拍数を得るための Karvonen の係数を示す．

2）二重積の変曲点を用いる方法

呼気ガス分析の代わりに，漸増負荷中の二重積（収縮期血圧と心拍数の積）を測定する方法（DPBP：double product break point）[14, 15]（**図 5-11**）は，運動中の全身エネルギー代謝と心筋酸素消費量が，交感神経活性や心血行動態変化を介して密接に連関していることを利用した方法である．運動負荷中の代謝性

目標心拍数＝（最大心拍数－安静時心拍数）×0.2～0.85＋安静時心拍数

最大心拍数は実測したものを使う　心拍予備能　Karvonen の係数

図 5-9　Karvonen 法による運動処方　（Karvonen et al, 1957）[12]

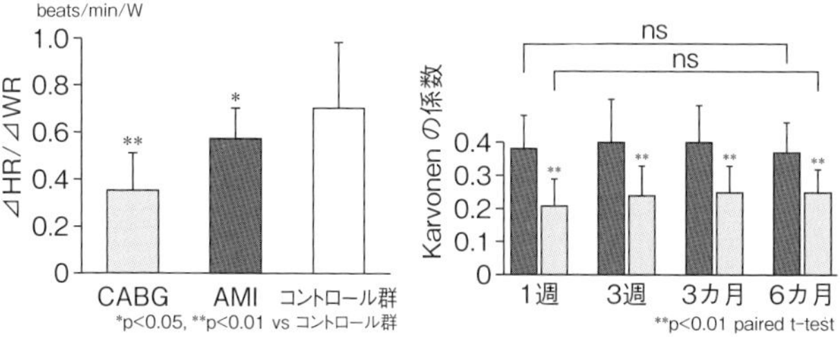

A.　発症または術後 1 週後の心拍数応答

B.　発症または術後の Karvonen 係数の経時的変化

図 5-10　冠動脈バイパス術後 1 週目（CABG），急性心筋梗塞発症 1 週後（AMI）の⊿HR/⊿WR（10 W あたりの心拍数増加）（A）と，Karvonen 法により AMI での AT 時心拍数を得るための係数（B）

（Omiya et al, 2000）[13]

コントロール群に比して，両群とも明らかに心拍数応答は低下しているため（左），Karvonen の係数は 0.2～0.3 と極端に小さくなる．
CABG：冠動脈バイパス術．
AMI：急性心筋梗塞．

ならびに神経体液性因子の変化の結果，二重積は変曲点をもって増加し，その付近で乳酸やノルエピネフリン（交感神経活性）の増加の程度も増す．またこの変曲点は，AT や乳酸域値（LT）のごく近傍に認められることから，Karvonen 法より科学的で

Note

運動の様式による心拍数応答の違い

一般に，運動時の心拍数には性差はなく，年齢とともに減少することが知られている．また，トレッドミルで運動を行ったときのほうが，エルゴメータで行ったときよりも，AT 時，最高負荷時ともに心拍数は高い．この点をふまえると，ウォーキングでの AT 時の心拍数はエルゴメータのそれより 5～10 bpm 高いことになる（**図 4-4**，p.69 参照）．

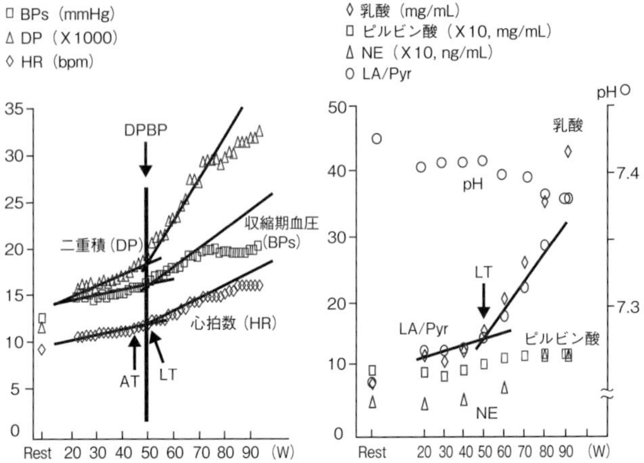

図5-11　二重積の変曲点（DPBP）とAT，LT（乳酸閾値），ノルエピネフリン（NE）の関係
(Omiya et al, 2004)[15]

あるが，15～30秒ごとに血圧を測定するため，特殊な血圧計が必要となる．

（前田知子）

文献

1）Wasserman K, et al: Principles of exercise testing and interpretation. Lea & Febiger, Philadelphia, 1987.

2）Rauchhaus M, et al : Plasma Cytokine Parameters and Mortality in Patients with chronic heart failure. *Circulation* **102** : 3060–3067, 2000.

3）Mancini DM, et al : Contribution of skeletal muscle atrophy to exercise intolerance and altered muscle metabolism in heart failure. *Circulation* **85** : 1364–1373, 1992.

4）Fletcher GF, et al: Exercise standards for testing and training: A statement for healthcare professionals from the American Heart Association. *Circulation* **104** : 1694–1740, 2001.

5）Fletcher et al: Exercise standards for testing and training: a scientific statement from the American Heart Association. *Circulation* **128** : 873–934, 2013.

6）伊東春樹：ATを基準とした運動療法．呼吸と循環 **40**：1173–1182, 1992.

7）Koike A: Detecting abnormalities in left ventricular function during exercise by respiratory measurement. *Circulation* **80** : 1737–1746, 1989.

8）Ichikawa Y, et al: Changes in oxygen uptake kinetics after exercise caused by differences in loading pattern and exercise intensity. *ESC Heart Failure* **7** : 1109–1117, 2020.

9) 伊東春樹：心不全の運動療法の実際．臨床成人病 **29**：1033–1040, 1999.
10) Ainsworth BE, et al: Compendium of Physical Activities: a second update of codes and MET values. *Med Sci Sports Exerc* **43** : 1575–1581, 2011.
11) 田嶋明彦，伊東春樹：日本人の身体活動エネルギー所要量．JJCR **17**: 116–123, 2012.
12) Karvonen MJ, et al: The effects of training on heart rate; a longitudinal study. *Ann Med Exp Biol Fenn* **35** : 307–315, 1957.
13) Omiya K et al: Impaired heart rate response during incremental exercise in patients with acute myocardial infarction and after coronary artery bypass grafting : evaluation of coefficients with Karvonen's formula. *Jpn Circ J* **64** : 851–855, 2000.
14) Riley M, et al: Association between the anaerobic threshold and the break-point in the double product/work rate relationship. *Eur J Appl Physiol Occup Physiol* **75** : 14–21, 1996.
15) Omiya K, et al: Relationship between double product break point, lactate threshold, and ventilatory threshold in cardiac patients. *Eur J Appl Physiol* **91** : 224–229, 2004.

VI

症例

ケース A—肥満，高血圧（図 6-1）

44 歳，男性，170.9 cm．健診で高血圧と肥満を指摘され，来院．

初診時の血圧は 321/153 mmHg，体重 112.9 kg．悪性高血圧症，脂質異常症，軽症糖尿病，高尿酸血症，Ⅲ度肥満（BMI=38.7）と診断され入院加療を勧めたが，仕事が忙しいため外来で投薬（カルシウム拮抗薬，アンジオテンシン受容体拮抗薬，チアジド系降圧利尿剤）および食事療法を開始した．初期の薬物治療で β 遮断薬を用いたところ，Ⅲ度の房室ブロックを認めたため，その後 β 遮断薬は使用していない．

治療開始 10 カ月で血圧が安定，体重が約 6.4 kg 減少（106.5 kg）し（BMI＝36.5），初回の CPX を 20 W warm-up＋10 W/min ramp で施行，その後，6 カ月の運動療法後に再度 CPX を施行した．**図 6-1** に結果を示す．

結果

初回の CPX では，安静時から頻脈で warm-up の HR も高い点は，高血圧の原因の一つとなっている高心拍出量状態が，まだ改善していないことを示唆している．Ramp 負荷中の心拍数応答（⊿HR/⊿WR）は 0.25 と低下しているが（基準値：0.6±0.1），最高心拍数の低下もその一因である．降圧治療により安静時の血圧は正常化しているが，warm-up での血圧が高く，運動時高血圧を認める．また，warm-up の $\dot{V}O_2$ が高いのは，重たい足を動かすのに酸素需要が増加しているためである．

6 カ月後，体重がさらに 9.5 kg 減少（97.0 kg）し（BMI＝33.2），心拍数応答，血圧応答，peak $\dot{V}O_2$，τ on，peak WR など，各種指標の改善がみられる．安静時 HR は低下し，高心拍出量状態の改善がうかがわれる．一方で，peak HR は運動能の増加に伴って上昇し，その結果心拍数応答⊿HR/⊿WR は 0.45 と正常に近づいた．運動中の血圧応答は正常化し，これは運動開始時の酸素摂取量増加反応（心拍出量増加）を示す τon の改善

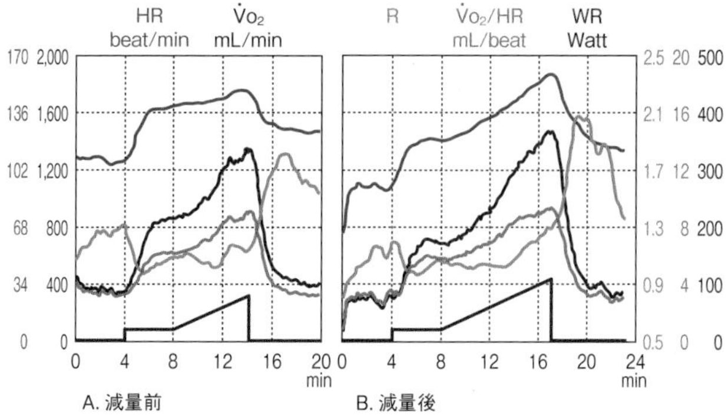

C. CPX の結果

減量前	Rest	Warm-up	AT	Peak
体重（kg）	106.5			
HR（bpm）	107	139	145	149
BP（mmHg）	131/80	173/85	169/80	173/80
$\dot{V}O_2$（mL/min）	338	858	1,134	1,330
$\dot{V}O_2$（mL/min/kg）	3.2	8.1	10.6（67）	12.5（46）
METs	0.9	2.3	3.0	3.57
WR（W）	0	20	55	80（60）

⊿$\dot{V}O_2$/⊿WR（mL/min/W）	10.5
⊿HR/⊿WR（beat/min/W）	0.25
τ on（sec）	56

減量後	Rest	Warm-up	AT	Peak
体重（kg）	97			
HR（bpm）	91	120	141	160
BP（mmHg）	111/63	138/74	137/71	150/68
$\dot{V}O_2$（mL/min）	287	685	1,136	1,481
$\dot{V}O_2$（mL/min/kg）	3.0	7.1	11.7（73）	15.3（56）
METs	0.85	2.0	3.0	4.36
WR（W）	0	20	74	110（83）

⊿$\dot{V}O_2$/⊿WR（mL/min/W）	10.8
⊿HR/⊿WR（beat/min/W）	0.45
τ on（sec）	45

※（　）内は基準値に対する割合：%

図 6-1　ケース A—肥満（20 W warm-up＋10 W ramp）

に反映され，運動開始時の異常な後負荷増大が是正された結果と理解できる．

考察

AT（$\dot{V}O_2$）の絶対値（mL/min）は不変である．しかし基準値に対する割合，すなわち% ATで比較すると，運動療法後には67%から73%に増加し，体重あたりの$\dot{V}O_2$（mL/min/kg）は10.6から11.7に10%増加した．これは体重減少（脂肪組織の減少）によるもので，体重あたりの$\dot{V}O_2$だけでは運動耐容能の改善が認められたとは判定できないが，AT時のWRが55 Wから74 Wに上昇していることから，脂肪組織が減少したことで同じ$\dot{V}O_2$とHRでより高い仕事率の運動が行えるようになったと考えられ，ATレベルでの運動耐容能が改善したといえる．一方，peak $\dot{V}O_2$は，2回の検査を比較すると，絶対値，体重割りの値のどちらも改善し，peak WRも35%以上増加し，最高有酸素運動能力は明らかに改善した．

運動療法前後いずれも%peak $\dot{V}O_2$は「著明低下」と判定される．しかし，110 Wの仕事ができるのに，最大運動能が著明低下という判定は正しいのであろうか？　ちなみに基準値に対するpeak WRは83%と軽度低下である．ここで考慮すべきなのは，やはり体重である．仮にこの症例が筋組織を維持しつつ脂肪組織を減らし，標準体重（＝64.4 kg）となった場合どうなるかを考えてみよう．体重割りの$\dot{V}O_2$（mL/min/kg）を計算すると，

Note

基準値作成に使われた健常例の年齢，体重，身長，体格指数（BMI）

	男性（n=387）	女性（n=362）	計（n=749）
年齢（歳）	20～78 45.2±16.3	20～76 46.2±16.0	20～78 45.7±16.2
体重（kg）	49.5～87.1 66.2±7.0	40.0～71.3 51.5±5.5	40～87.1 59.1±9.7
身長（cm）	150～186.3 169.9±6.2	140.6～171.0 156.6±5.5	140.6～186.3 163.5±8.9
BMI（kg/m^2）	18.0～28.4 22.9±2.0	17.6～26.8 21.0±2.0	17.6～28.4 22.0±2.2

1）Itoh H, et al : Heart rate and blood pressure response to ramp exercise and exercise capacity in relation to age, gender, and mode of exercise in a healthy population. *J Cardiol* **61** : 71–78, 2013.

初回 peak $\dot{V}O_2$ = 20.7 mL/min/kg，%peak $\dot{V}O_2$ = 77%，運動療法後 peak $\dot{V}O_2$ = 23.0 mL/min/kg，%peak $\dot{V}O_2$ = 85% となり，最大運動能の判定は軽度低下から正常下限に改善したことになる．このことから，最大運動能が低い最大の原因は過体重であることがわかる．

明らかな心疾患がなければ，患者には「運動耐容能は正常下限であるが，過体重であるため判定結果は悪くなってしまっている．このまま運動療法を継続し，筋肉を維持しつつ脂肪を減らし，体重を減らしましょう」と説明すべきである．

●POINT!

基準値は BMI = 17.6〜28.6（−20% and 30% of BMI 22），平均 22.0 ± 2.2 の健常例から計算されたものである（Note の表，p.133 を参照）．肥満ややせの場合には，身長，体重，除脂肪体重（体脂肪率，骨格筋量），$\dot{V}O_2$ 絶対値（mL/min），体重割，$\dot{V}O_2$（mL/min/kg），AT や peak 時の仕事率などを勘案して運動耐容能を評価すべきである．

ケース B―貧血 （図 6-2）

75 歳，女性．労作時息切れを主訴に来院した．

CPX に先立って行われた検体検査から中等度の貧血の存在が明らかとなった．労作時息切れが貧血に由来するものか，冠動脈疾患や肺疾患によるものか，労作時息切れの鑑別診断のため CPX を実施した．6 週間の鉄剤投薬治療の前後の CPX の結果を示す（**図 6-2**）．なお，運動療法は行っていない．

結果

治療前後で体重に変化はなく，Hb は 9.3 g/dL から 13.6 g/dL と増加し貧血は改善した．治療前は貧血による高心拍出量状態（肺血流量増加）により，安静時から換気亢進状態であったが（A），治療後は肺血流量の正常化により，安静時の換気量は 9.1 L/min から 7.7 L/min に，warm-up の $\dot{V}_E$ も 19.0 から 16.8 L/min に減少した（B，E）．酸素摂取量に対する換気当量（$\dot{V}_E$/$\dot{V}O_2$）は治療後に全体的に低下し，換気効率が改善している（E）．また，OUES（$\dot{V}O_2$ vs. Log $\dot{V}_E$ slope）も 1,273 から 1,414 へと改

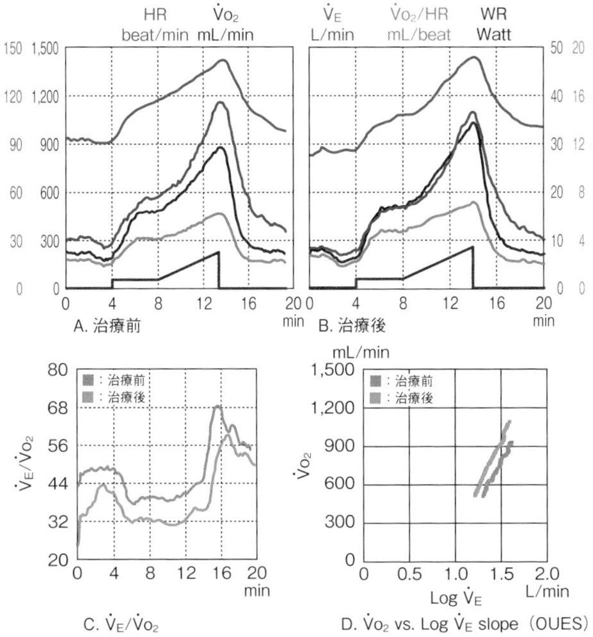

E. CPX の結果

	治療前	治療後
Hb（g/dL）	9.3	13.6
AT（mL/min/kg）	11.4（68）	13.9（82）
Peak $\dot{V}O_2$（mL/min/kg）	17.1（70）	19.5（80）
Rest $\dot{V}_E$（L/min）	9.1	7.7
Warm up $\dot{V}_E$（L/min）	19.0	16.8
Peak $\dot{V}_E$（L/min）	38.3	37.6
Peak WR（W）	73	79
⊿$\dot{V}O_2$/⊿WR（mL/min/W）	9.6	10.3
⊿HR/⊿WR（beat/min/W）	49	69
τ on（sec）	64	46
OUES	1,273	1,414

※（　）内は基準値に対する割合：%

図 6-2　ケース B—貧血（20 W warm-up＋10 W ramp）

善し，運動中の肺血流量増加と酸素を輸送するヘモグロビンの増加を示す．同様の理由で運動開始時 $\dot{V}O_2$ 時定数の短縮，⊿$\dot{V}O_2$/⊿WR が改善した．AT は基準値の 68% から 82% へ，peak

$\dot{V}O_2$ は 70% から 80% へと改善した．本例は，運動中の酸素飽和度の低下や心電図 ST 低下は認めず，肺疾患や冠動脈疾患は除外された．

考察

貧血の場合，酸素輸送量の低下を代償するために高心拍出量状態となる．その結果，換気が亢進するが，これが息切れの主な原因となる．貧血が改善すると心拍出量（＝肺血流量）の減少（正常化）が起こり，同時に酸素輸送能の増加がある．CPX ではそれをとらえることができ，術後の貧血や慢性心不全による貧血が運動耐容能低下の要因の一つであることが理解できる．

> **●POINT!**
>
> 労作時息切れは，血液自体の酸素輸送能の低下による肺血流量増加や死腔換気量増加による換気の亢進に起因することが多い．貧血の場合は前者であり，慢性心不全の場合は後者である．

ケース C—胸痛（狭心症）（図 6-3）

53 歳，男性．

図 6-3 は過去に左冠動脈近位部の #6 に DCA，#1，2 に STENT を留置している．その後，直近 1 年間に #6，#7 に PCI を 2 回行っている．労作時胸痛が再度出現したため CPX を施行したところ，胸痛と V1 の ST 上昇を認め，PCI を行った．

結果

PCI 前の症状が出現した CPX のデータと PCI 後で症状が出現しなかったときの CPX のデータを示す．PCI 前では開始から 12 分（ramp 負荷開始 5 分）の時点から ST 上昇，14 分（負荷開始 7 分）の時点から胸痛が出現し，心筋虚血が誘発された．PCI 前であっても心筋虚血が誘発されるより前の部分は（12 分まで），$\dot{V}O_2$ には異常なく，PCI 後のデータと大きな差はない．しかし，胸痛出現時から $\dot{V}O_2$ の増加は変曲点をもって減少し，傾きが小さくなった．そして，$\Delta\dot{V}O_2/\Delta WR$ が小さくなり，1 回拍出量の増加を反映する O_2 pulse（$\dot{V}O_2$/HR）は低下した（A）．

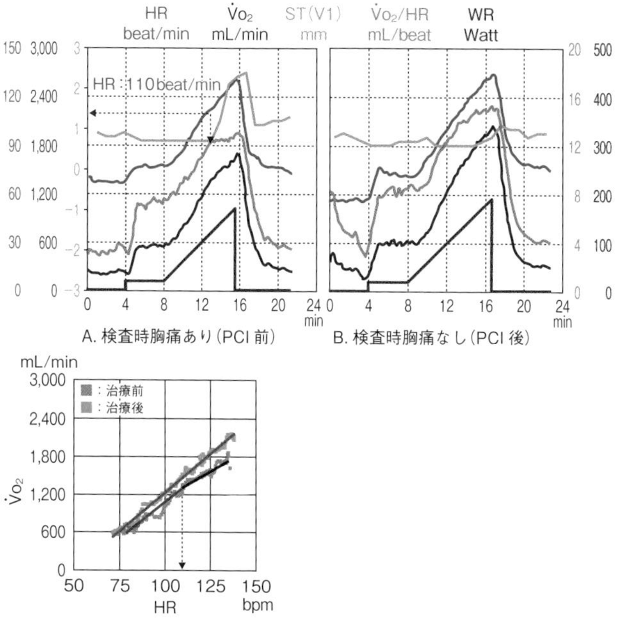

C. $\dot{V}O_2$–HR slope

D. CPX の結果

	治療前	治療後
AT (mL/min/kg)	14.6 (90)	18.7 (116)
Peak $\dot{V}O_2$ (mL/min/kg)	25.4 (91)	31.6 (114)
Peak WR (W)	170	190
ST 変化前 ⊿$\dot{V}O_2$/⊿WR (mL/min/W)	8.9	10.5
ST 変化後 ⊿$\dot{V}O_2$/⊿WR (mL/min/W)	5.6	8.2 *
OUES	2,870 (124)	3,266 (141)

※ ( ) 内は基準値に対する割合：%

* 治療前と同じ時刻以降.

図 6-3 ケース C—胸痛（狭心症）（20 W warm-up＋20 W ramp）

考察

O_2 pulse 減少は，心筋虚血が左室壁運動異常を引き起こし，それによる 1 回拍出量の減少を示している．一方，PCI 後では，12 分以降も O_2 pulse は増加し，虚血が解除されて壁運動は改善したことがうかがわれる．$\dot{V}O_2$ vs. HR slope は Y 軸を $\dot{V}O_2$(mL/min/kg)，X 軸を HR で表したグラフで，治療前のデータでは

HR = 110 bpm 付近から傾きが小さくなっている（C）．これらは虚血による 1 回拍出量の減少に対し，心拍数の増加によって心拍出量を維持しようとする代償機転を示している．PCI 後の結果では，peak $\dot{V}O_2$，AT，OUES も改善している．

●**POINT!**

心筋虚血が起こると，狭窄のある冠動脈の灌流領域で壁運動の低下が惹起される．これにより 1 回拍出量の減少を招き，心拍出量の増加が損なわれる．そこで，心拍数を増加させて心拍出量の増加を維持しようとする代償機転が働く．この血行動態の異常は $\Delta\dot{V}O_2/\Delta WR$ の低下，O_2 pulse の減少，$\dot{V}O_2$ vs. HR 関係の変化に表れる．なお，虚血性心疾患であっても，虚血閾値を超えず心筋虚血が惹起されなければ，これらの所見はみられない．

ケース D—労作時息切れ（虚血性心疾患）（図 6-4）

53 歳，男性．労作時息切れを主訴に受診．息切れの鑑別診断のため，トレッドミルで CPX 検査を行ったところ，胸痛は出現しなかったが息切れを訴えた．

結果

PCI 前では AT を超えたところ（12 分，$\dot{V}O_2$ = 1,200 mL/min 付近）から ST 低下と $\dot{V}O_2$ の増加不良を認め，$\dot{V}O_2$ vs. Log $\dot{V}_E$ slope もその付近で傾斜が浅くなり，OUES は低下していた．また，$\dot{V}_E$ vs. $\dot{V}CO_2$ slope も 34.1 と異常高値であり，息切れという自覚症状を裏付ける．

PCI 後 2 カ月目の結果を右側に示す．心リハは行っておらず，PCI 後運動量は増えてはいなかった．その結果，AT は不変か微増にとどまったが，peak $\dot{V}O_2$，$\Delta\dot{V}O_2/\Delta Time$，$\dot{V}_E$ vs. $\dot{V}CO_2$ slope，OUES は改善し，自覚症状は消失した．

考察

心筋虚血は心筋の酸素需要に対し，酸素供給が不足するために起こる．心拍出量の低下，または主要冠動脈から心筋内の末梢冠動脈血管の血管拡張能低下や血流量低下が原因である．Ramp 負荷試験は運動中の仕事率が直線的に増加するよう設計

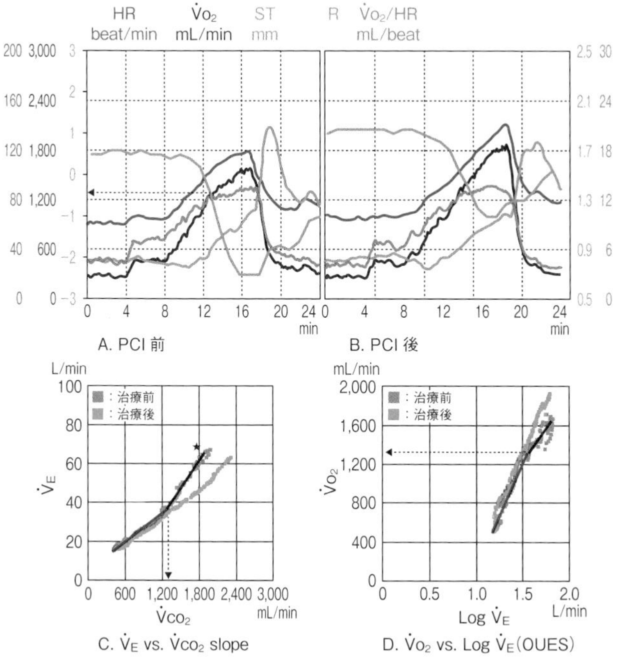

E. CPX の結果

	治療前	治療後
体重（kg）	77.0	72.0
AT（mL/min/kg）	16.2（78）	16.4（79）
Peak $\dot{V}O_2$（mL/min/kg）	20.6（60）	26.4（77）
Peak speed（km/h）	6.0	6.5
Peak grade（%）	17.6	19.3
ST 変化前 $\varDelta\dot{V}O_2$/$\varDelta$time（mL/min/min）	176	136
ST 変化後 $\varDelta\dot{V}O_2$/$\varDelta$time（mL/min/min）	79	140 *
OUES	1,759	2,265
$\dot{V}_E$ vs. $\dot{V}CO_2$ slope（ST 変化前 / 後）	23.6/35.6 *	22.4

※（　）内は基準値に対する割合：%

* 治療前と同じ時刻以降.

図 6-4　ケース D—労作時息切れ（虚血性心疾患）（TR-3）

されているので，通常は運動中の $\dot{V}O_2$ もほぼ同様に増加するが（$\varDelta\dot{V}O_2/\varDelta WR \fallingdotseq 10$），心電図の ST 変化に加えてこの上昇が鈍化した場合には，虚血出現による心拍出量増加不良を表してい

Note

ATと虚血閾値

ATは全身の代謝の変化を反映し，虚血閾値（通常はST低下1 mmまたは胸痛の出現する運動強度）は局所心筋虚血を反映するので，一見関係はないようにもみえる．しかし，実際には多くの症例でこの両者は近接していることが多い．その原因として，虚血が出現すると仕事率増加による酸素（血流）需要増加に心拍出量の増加が応じられなくなるため，活動筋での有気的代謝が妨げられ，無気的代謝が発現するためと理解できる．また，安定狭心症患者は，日常活動を症状の出ない範囲にとどめることが多く，結果的にATはそのレベルまで下がってしまっていることも考えられる．

る．同時に肺血流量の増加も不十分になり，換気血流不均衡（肺胞死腔）の増大が起こり，$\dot{V}_E$ vs. $\dot{V}CO_2$ slopeも増加する．また治療前でも，AT以下（虚血閾値以下）の運動では主要な指標に大きな異常がみられないことは虚血性心疾患の大きな特徴である．

●POINT!

心筋虚血が起こり，$\dot{V}O_2$の増加不良がみられる点はケースCと同じであるが，本例では代償性の心拍数増加反応はみられなかった．しかし，肺血流量（＝心拍出量）の増加不良による肺胞死腔増加に起因する換気効率の低下が「息切れ」を引き起こしていた．本例のように，胸痛の代わりに息切れを訴える“狭心症”は比較的多い．

ケースE—ペースメーカの至適プログラムの設定（図6–5）

63歳，男性．

2年前から意識消失発作が出現し，電気生理学的検査を施行しHV blockと診断され，DDDRペースメーカ植込みとなった．特に合併症なく退院したが，労作時の息切れを訴えて来院した．退院時のペースメーカ設定は工場出荷時のままで，ペーシングレートは60〜120 bpmであった．

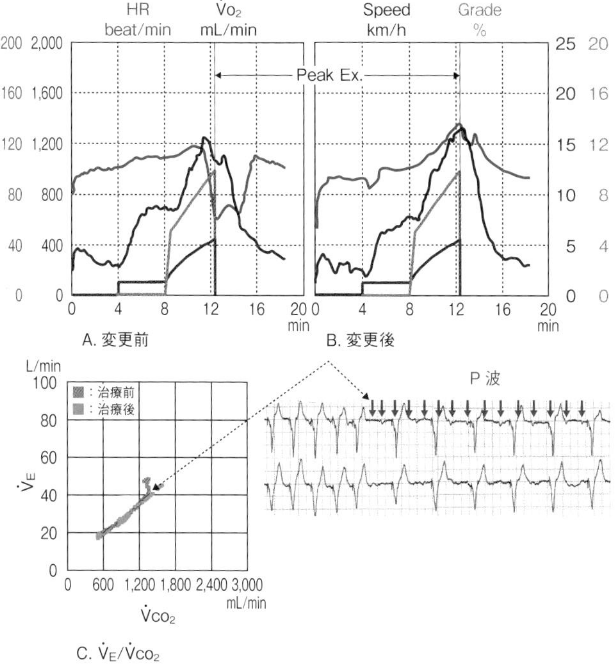

D. CPX の結果

	設定変更前	設定変更後
動作モード	VDDR	VDDR
設定 rate（bpm）	60～120	60～160
体重（kg）	78	77
AT（mL/min/kg）	12.6（67）	12.9（68）
Peak $\dot{V}O_2$（mL/min/kg）	12.6（44）	17.7（61）
Peak O_2 pulse（mL/min/beat）	16	10
Peak P rate（bpm）	170	139
Peak QRS rate（bpm）	120	139
Peak Speed（km/h）	4.4	4.4
Peak Grade（%）	12.3	12.4
$\dot{V}_E$ vs. $\dot{V}CO_2$ slope（HR 低下前 /HR 低下後）	25.2/58.0	25.2

※（　）内は基準値に対する割合：%

図 6-5　ケース E─ペースメーカの至適プログラム設定（TR-3）

結果

トレッドミルで CPX を行った．安静時心電図は，自己の P

波に追従して VDDR で作動，心拍数は 97 bpm であった．仕事率の上昇に伴い自発の心房レートが増加，ペースメーカもそれに追従して心室ペーシングを行っていた．心房のレートが 120 bpm を超えたとき，心室ペーシングは設定上限（upper tracking rate）の 120 ppm に達したため，ペーシングが間引かれる形となった．そのため心拍数が急激に 59 bpm まで低下し，それに伴い $\dot{V}O_2$（矢印），すなわち心拍出量の減少がみられた．同時に $\dot{V}_E$ vs. $\dot{V}CO_2$ slope の減少がみられ，患者は強い息切れを訴えた．

その後，ペースメーカのペーシングレート上限を 160 ppm に変更したところ，最高負荷時の心房レート = 140 bpm まで心室ペーシングが追従し，息切れはなく下肢疲労で検査を終了した (B)．

考察

本例はペースメーカ植込み後もペーシングレートの上限を 160 ppm に変更するまで，心拍数 120 bpm 以上の労作はできず QOL は低下したままの状態が続いた．ガイドラインでもペースメーカの至適プログラム決定に CPX 検査は Class I である[1]．なお，体動感知型のペースメーカ植込み後の運動負荷試験はトレッドミルで CPX を行うが，分時換気量感知型では運動様式を問わない．

●POINT!

ペースメーカを植込んだのに調子が悪いと訴える患者の中には，このようにペースメーカのプログラムが適切でない場合が少なからずある．徐脈以外の心疾患がなければ，運動中には正常に近い心拍応答が得られるように，レートレスポンス設定（体動センサーの感度など）の適正化やペーシングレートの設定を変更すべきである．

ケース F—心房細動から洞調律 （図 6-6）

67 歳，男性．

結果

CPX 検査開始時，心電図は頻脈性心房細動であったが，AT

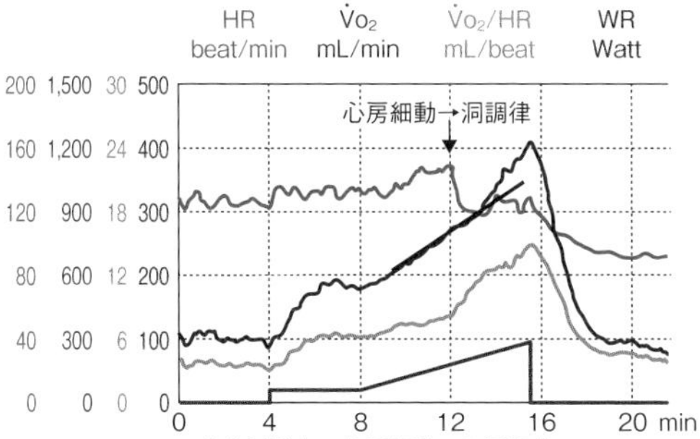

A. 負荷試験中に心房細動から洞調律へ

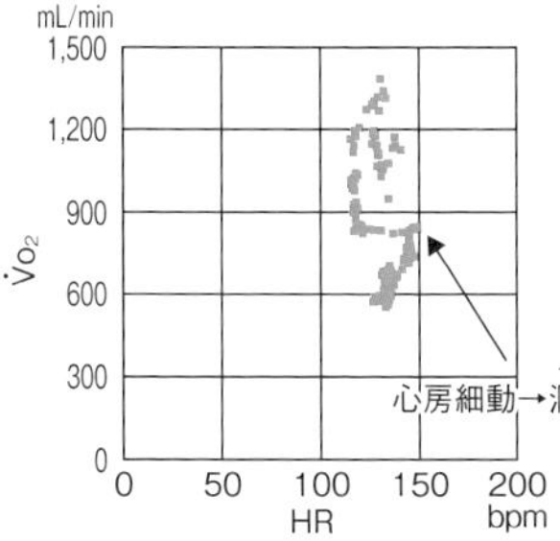

B. $\dot{V}O_2$-HR slope

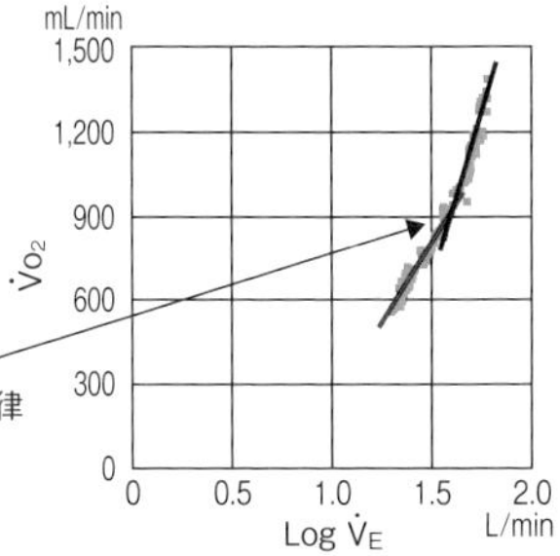

C. $\dot{V}O_2$ vs. Log $\dot{V}_E$(OUES)

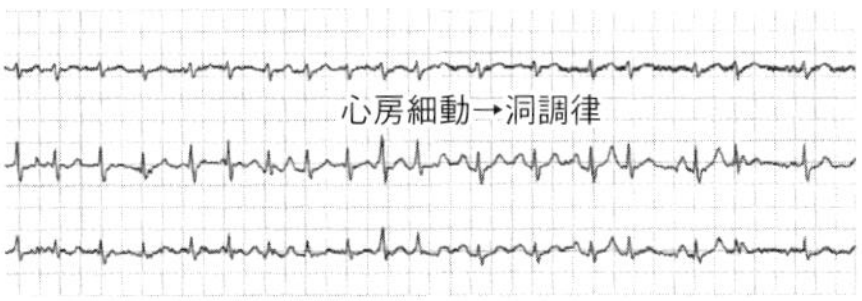

D. CPX の結果

体重（kg）	67
AT（mL/min/kg）	10.6（72）
Peak $\dot{V}O_2$（mL/min/kg）	18.9（79）
Peak WR（W）	95（81）
AT O_2 pulse（mL/min/beat）	5.1
Peak O_2 pulse（mL/min/beat）	9.9（89）
$\dot{V}_E$ vs. $\dot{V}CO_2$ slope	39.6（143）
Min $\dot{V}_E$/$\dot{V}CO_2$	31.8（111）

※（　）内は基準値に対する割合：%

図 6-6　ケース F—発作性心房細動（20 W warm-up＋10 W ramp）

を超えたところで洞調律に復帰した（**図 6-6** の矢印）．B をみると前述のケース E と異なり，HR が 150 bpm から 120 bpm に低下した時点から $\dot{V}O_2$ が増加しているのがよくわかる．また，OUES の傾きも改善している（C）．AT 以降は $\dot{V}O_2$ 増加の程度が増し（$\varDelta\dot{V}O_2/\varDelta WR = 7.8 \rightarrow 11.2$），$O_2$ pulse は増加し続けた．

考察

本例では心房細動による 1 回拍出量の低下に対し，心拍数を増やすことで心拍出量を補おうとする代償機転が働いていた可能性もあるが，脈拍欠損もあって心拍出効率は低下していた．しかし，洞調律に復帰したことにより，心房から心室への血液流入量が増加，1 回拍出量が増加したため，心拍数を低下させても十分な心拍出量を供給でできるようになり，運動耐容能は増加した．

●POINT!

一般に心房収縮の 1 回拍出量への寄与は約 20% 程度と考えられている（心房のブースター効果）．Frank–Staring 効果を利用して効率よく 1 回拍出量を増加させる機能である．なお，この症例は運動中に洞調律に復帰したので運動負荷試験を続行しても問題はないが，運動中に頻脈性心房細動や心房粗動が出現した場合は，心拍出量の低下が起きていないかどうかを $\dot{V}O_2$ で確認し，運動の中止を考えるべきである．

ケース G—心房粗動治療前後（図 6-7）

65 歳，男性．

心房粗動の治療のため来院した．運動中の心拍数応答ならびに運動耐容能の評価と運動処方作成のため，CPX を実施した．

結果

下大静脈間解剖学的峡部（cavotricuspid isthmus）のアブレーション（ブロックライン形成）前後の CPX の結果である．**図 6-7A** は 2:1 の心房粗動が出現したため，直ちに検査は中止した．検査開始から 12 分（ramp 負荷開始後 4 分）まで 4:1 伝導の心房粗動で，HR は一定だが負荷に対する $\dot{V}O_2$ は増加してい

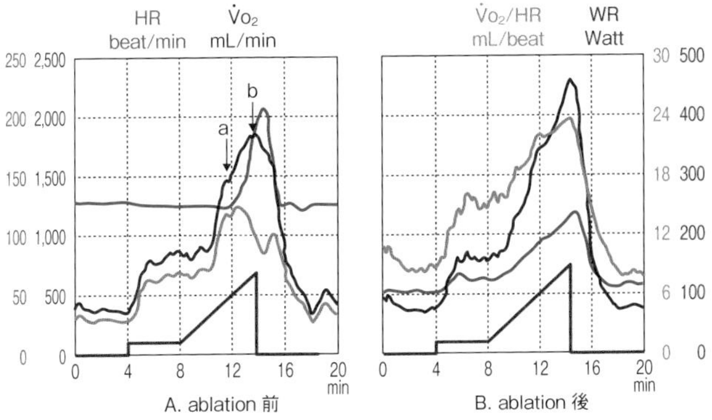

C. CPX の結果

	ablation 前	ablation 後
体重（kg）	76.5	76
Rest HR（bpm）	127	51
Peak HR（bpm）	202	122
AT（mL/min/kg）	13.3（101）	15.6（93）
Peak $\dot{V}O_2$（mL/min/kg）	19（79）	24.9（101）
Peak WR（W）	136	148
Peak O_2 pulse（mL/beat）	7	15
⊿$\dot{V}O_2$/⊿WR（mL/min/W）	7.2	10.7
⊿HR/⊿WR（beat/W）	----	0.48

※（　）内は基準値に対する割合：%

図 6-7　ケース G—心房粗動（20 W warm-up＋20 W ramp）

る．心房粗動が 3:1 伝導になり HR が急激に上昇すると，$\dot{V}O_2$ の増加は緩やかとなる．負荷を続行し，心房粗動が 2:1 伝導となると HR はさらに上昇し，$\dot{V}O_2$ は減少に転じている（b）．O_2 pulse は安静時から低値で，心房粗動が 3:1 伝導になった時点からはっきりと低下し，さらに 2:1 伝導となると急激に低下した．

アブレーション後の Peak HR はアブレーション前の Rest HR とほぼ同じであるが，アブレーション後の $\dot{V}O_2$ は 550 mL 以上増加している．また，O_2 pulse は AT 付近まで上昇し，その後は緩やかではあるが負荷終了まで上昇し続けている．

●POINT!

非生理的な調律（この場合は心房粗動）の場合には，心拍数増加による血行動態の破綻が起きやすい．心房粗動での運動負荷試験は十分に注意する必要がある．本例のように 2:1 伝導出現とともに，$\dot{V}O_2$ や O_2 pulse が急激に低下した場合は危険なので直ちに運動を中止すべきである．

ケース H―薬効評価（図 6-8）

46 歳，男性．

健康診断で高血圧，不整脈を指摘され来院した．安静時心電図，ホルター心電図では上室期外収縮，心室期外収縮が多発しており，安静時から心拍数，血圧が高かった．運動での心拍数，血圧の増加反応と運動による発作性心房細動の誘発の有無を確認するために CPX を施行した．検査後，心拍数と血圧の上昇抑制を目的に β 遮断薬を投与し，1 カ月後に β 遮断薬の効果判定を目的に CPX を施行した．

結果

Peak $\dot{V}O_2$ や最大仕事率に差は認めないが，安静時心拍数は 120 bpm から 70 bpm に低下するとともに仕事率増加に対する心拍数の増加反応（⊿HR/⊿WR）は正常化し（0.41 → 0.59 beat/Watt），安静時血圧も 160/86 mmHg から 120/83 mmHg に改善した．O_2 pulse は改善し，peak O_2 pulse は 10.9 mL/beat から 13.4 mL/beat に改善した．τ on，AT，⊿$\dot{V}O_2$/⊿WR，OUES，$\dot{V}_E$ vs. $\dot{V}O_2$ など，最大下での運動中の心拍出量応答の影響が強い指標の改善がみられた．

考察

拡張期時間の短縮（頻脈や不整脈）や，狭窄性弁膜症，左室拡張機能低下により左房から左室への流入血液量が少ない疾患（心肥大，肥大型心筋症），種々の原因による左室収縮能が低下する疾患では，1 回拍出量が減少するため，収縮回数を増やして心拍出量の供給を補おうとする代償機転が働き，心拍数が速くなることがある．いずれの場合にも，頻脈の場合には適正な心拍数にコントロールし，十分に左室に血液が充満してから収縮させるなどの心血行動態の改善が必要である．β 遮断薬の投薬後は心拍数応答が正常化し，運動中の心血行動態が改善した．なお，Peak $\dot{V}O_2$ は，検査間隔が短いため明らかに改善したとは

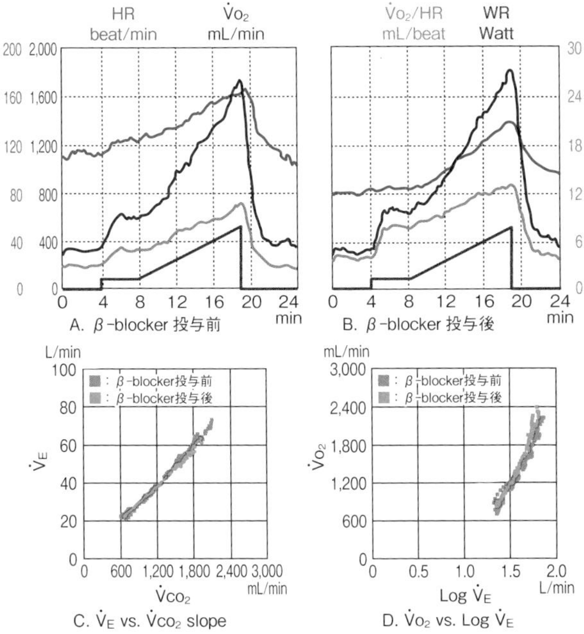

E. CPXの結果

	β-blocker 投与前	β-blocker 投与後
体重	73.3	74.6
Rest HR（bpm）	112	80
Peak HR（bpm）	213	137
AT（mL/min/kg）	12.0（71）	13.2（78）
Peak $\dot{V}O_2$（mL/min/kg）	24.4（82）	24.7（83）
Peak WR（W）	129（81）	124（77）
Peak O_2 pulse（mL/beat）	10.9（88）	13.4（109）
⊿$\dot{V}O_2$/⊿WR（mL/min/W）	10.7（118）	11.9（131）
$\dot{V}_E$ vs. $\dot{V}CO_2$ slope	35.0（135）	31.3（121）
Min $\dot{V}_E$/$\dot{V}CO_2$	26.2（100）	28.5（109）
⊿HR/⊿WR（beat/W）	0.41	0.59
OUES	2,136（89）	2,515（105）
τ on（sec）	42	28

※（ ）内は基準値に対する割合：%

図6-8 ケースH―薬効評価（20 W warm-up＋10 W ramp）

言い難い．しかし，必要以上に心拍数や血圧を低下させることは，ペースメーカの項（ケースE，p.140）で説明したように運動耐容能を低下させてしまうため，適切な投与量の決定にもCPX は有用である．

●POINT!

頻脈性不整脈に対するβ遮断薬は投与量が多すぎると，主に心拍数抑制と心収縮力抑制により運動耐容能が低下し，QOL 低下や運動量の減少による不都合が発生することがある．慢性心不全へのβ遮断薬治療は繁用されているところであるが，急性効果や投与開始期は運動耐容能の減少が多くみられる．したがって忍容性を注意深く確認しながら増量し，慢性効果としての心機能や運動耐容能改善，生命予後の改善を目指すべきである．

ケース I—急性左心不全（図 6-9）

40 歳，男性．

未治療の高血圧症を原疾患とするうっ血性心不全で入院．入院時の身長は 172.0 cm，体重 62 kg，心拍数 120 bpm，血圧は 200 mmHg 台，心胸郭比＝60%，EF＝20% であった．治療により入院 4 日後に体重が 4 kg 減少して 58 kg となり，心拍数 80～100 bpm，血圧は 130～140 mmHg に落ち着いた．

入院 2 週間後から心臓リハを開始し，退院時に初回 CPX を施行した．退院時の体重は 53.5 kg であったが，退院後は食欲が増し，1 週間後には体重 57.3 kg に増加した．その後も食欲を抑えることができず，退院 1 カ月後には体重 61.6 kg に増加していたが，幸い心陰影拡大や浮腫などは出現しなかった．

結果

退院時と退院 1 カ月後の CPX の結果を示す．初回検査時の左室駆出率（EF）は 15%，プロトコールは 10 W warm-up＋10 W ramp で行った．1 カ月後は EF ＝21.9%，プロトコールは 20 W warm-up＋30 W ramp で行ったため，運動時間は短くなっている．治療後も EF は低値であるが，AT は基準値の 56% から 96%, peak $\dot{V}O_2$ は基準値の 82% から 98% と正常化, OUES(D) は改善している．$\varDelta\dot{V}O_2/\varDelta WR$ はプロトコールが異なるため比較できないが，peak O_2 pulse は改善している．肺血流量（心拍

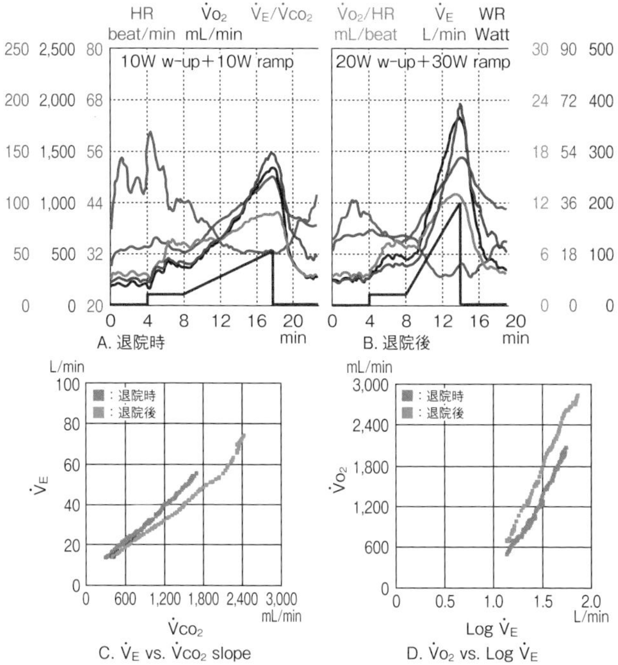

E. CPXの結果

	退院時	退院後
体重（kg）	53.5	61.6
BMI	18.1	20.8
AT（mL/min/kg）	9.8（56）	16.7（96）
Peak $\dot{V}O_2$（mL/min/kg）	25.6（82）	30.6（98）
Peak WR（W）	108	200
Peak O_2 pulse（mL/min/beat）	10.8（85）	12.9（102）
⊿$\dot{V}O_2$/⊿WR（mL/min/W）	8.5	10.1
$\dot{V}_E$ vs. $\dot{V}CO_2$ slope	29.1（114）	22.4（88）
Min $\dot{V}_E/\dot{V}CO_2$	30.8（121）	25.6（99）
OUES	1,733（70）	2,468（86）

※（　）内は基準値に対する割合：%

図 6-9　ケース I—急性左心不全（退院前後）

出量）増加応答の改善で $\dot{V}_E$ vs. $\dot{V}CO_2$ slope（C）も改善している．また，退院前検査で安静時から warm-up にみられた oscillatory ventilation は，退院後検査では消失していた．

考察

本例は，EF は低値で，肺うっ血を伴う急性うっ血性心不全である．比較的若年であったことや利尿薬を中心とした治療によく反応し，比較的速やかに心臓リハを導入でき，退院時の CPX 指標はほぼ正常範囲にまで改善した．

ケース J—慢性心不全（図 6-10）

78 歳，男性．

10 年前に大動脈弁狭窄症，無痛性心筋梗塞，心房細動に対し，大動脈弁置換，冠動脈バイパス術，PV isolation を施行．その 2 カ月後，後腹部大動脈瘤に EVAR（endovascular aortic repair）を施行している．β遮断薬を服用中であり，労作時息切れの評価と心不全重症度の評価のため，CPX を施行した．

結果

運動耐容能については，AT の中等度低下，最大運動能の著明低下を認め，負荷に対する心拍出量応答（⊿$\dot{V}O_2$/⊿WR）は中等度低下している．負荷に対する心拍数応答（⊿HR/⊿WR）も 0.26 と非常に低い（chronotropic incompetent）．1 回拍出量の指標である O_2 pulse は warm-up から負荷終了までの間ほとんど増加していない．$\dot{V}_E/\dot{V}O_2$ と $\dot{V}_E/\dot{V}CO_2$ は安静時，warm-up ともに高値で安静時から換気効率が悪く，CO_2 に対する換気応答（$\dot{V}_E$ vs.$\dot{V}CO_2$ slope）は中等度に増加している．肺血流量の増加反応を表す $F_{ET}CO_2$ も安静時から低値で，最大運動時でも低値となっている（基準値はエルゴ全例の平均値 5.9±0.7%，エルゴ 70 歳男性の平均値 5.6±0.6）．

考察

病的な労作時息切れは，死腔換気の増加や動脈血酸素飽和度低下によることが多い．本例では，安静時から $\dot{V}_E/\dot{V}CO_2$ が高く肺胞への血流が不足していること（High $\dot{V}/\dot{Q}$ mismatch）をうかがわせる．運動中は，$\dot{V}_E$ vs. $\dot{V}CO_2$ が高く，肺血流量（$\dot{Q}$）の増加不良による換気血流不均衡を示唆している．また，慢性心不全による末梢化学受容体の感受性亢進は換気中枢を刺激し，それによる浅く速い呼吸（rapid and shallow breathing）はさらに死腔量を増やす結果となる．本例の労作時息切れはこれらの慢性心不全の病態によって引き起こされているものと理解でき

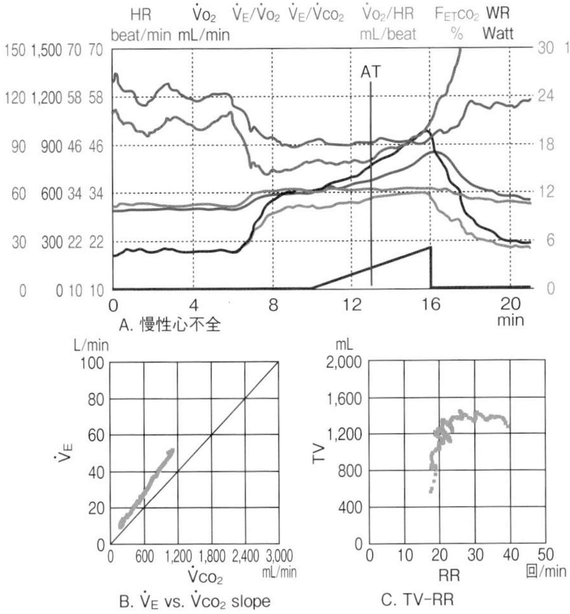

D. CPX の結果

体重（kg）	78.5
AT（mL/min/kg）	9.8（72）
Peak $\dot{V}O_2$（mL/min/kg）	11.8（56）
Peak O_2 pulse（mL/min/beat）	10.7（102）
Peak WR（W）	80（67）
$\dot{V}_E$ vs. $\dot{V}CO_2$ slope	41.4（145）
Min $\dot{V}_E/\dot{V}CO_2$	42.5（141）
⊿$\dot{V}O_2$/⊿WR（mL/min/W）	7.25（73）
⊿HR/⊿WR（beat/min/W）	0.26
OUES	1,209（60）
Peak $F_{ET}CO_2$（%）	4.23
τ on：sec	60.7
τ off：sec	144

※（　）内は基準値に対する割合：%

図 6-10　ケース J—慢性心不全（0 W warm-up＋10 W ramp）

る．

慢性不全は心機能障害により酸素輸送能の低下とうっ血が原因，酸素利用能の低下も起きている状態で，特に慢性心不全においては後者が運動耐容能を規定している．心不全発症の原因はさまざまであるが，慢性的な心拍出量の供給低下による末梢への酸素輸送の減少が筋肉の量や質に変化をもたらすとされる．運動中に 1 回換気量が少なく，呼吸回数が多くなる呼吸パターンは，心不全患者に多くみられる現象（rapid and shallow breathing）で，$\dot{V}_E$ vs. $\dot{V}CO_2$ slope は急峻になる．弱い運動強度に対しても心拍出応答が遅れ，$\dot{V}O_2$ の運動開始時時定数は延長し，心拍出予備能の低下を代償する活動筋への血流の再配分が起こると，$\Delta\dot{V}O_2/\Delta WR$ も低下する．

ケース K—Oscillatory ventilation（図 6-11）

55 歳，男性．

大動脈弁閉鎖不全症に対し大動脈弁，大動脈基部，上行大動脈の置換術および冠動脈バイパス術を施行．その後心不全増悪のため CRT-D（DDD）植込みを行い，入退院を繰り返す慢性心不全患者．呼吸困難感が強く，服薬困難となり入院．ドブタミン点滴を 20 日間行い，1 カ月間入院した患者の入院前と退院 3 カ月後の結果である．

結果

プロトコールはいずれも 0 W warm-up + 10 W/min ramp である．入院前検査の体重：69.5 kg，BMI：24.9，EF：17.1%，心胸郭比＝62 %，退院 3 カ月後の体重：66.0 kg，BMI：23.4，EF：15.0%，心胸郭比＝64%であった．Peak $\dot{V}O_2$ は低値ではあるが，6.9 mL/min/kg から 9.5 mL/min/kg に改善，$\dot{V}_E$ vs. $\dot{V}CO_2$ slope は依然高値であるが改善している．周期性呼吸（oscillatory ventilation）の振幅も小さくなり改善している．

考察

AHA のガイドラインで oscillatory ventilation は安静時の換気の平均値の 15%を超える振幅が少なくとも運動時間の 60%に認められるものと定義されている．

Oscillatory ventilation は運動耐容能の高い運動選手や重症心不全患者にみられるが，その発生機序は明らかとなっていない．心不全患者の場合は，心不全の重症化に伴って出現し，心不全が改善すると消失または軽減する．安静時または warm-up 中に消失すれば AT の決定は可能であるが，運動負荷に存在する

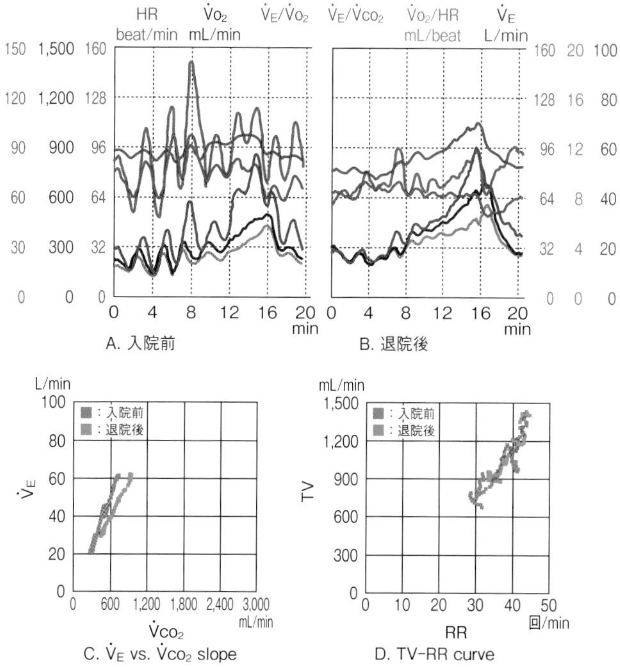

E. CPX の結果

	入院前	退院後
体重	69.5	66.0
Peak $\dot{V}O_2$（mL/min/kg）	6.9（25）	9.5（35）
Peak WR（W）	47（138）	55（130）
Peak $\dot{V}_E$（L/min）	60.1	62.0
$\dot{V}_E$ vs. $\dot{V}CO_2$ slope	90.0（337）	61.0（228）

※（　）内は基準値に対する割合：%

図 6-11　ケース K—Oscillatory ventilation（0 W warm-up＋10 W ramp）

場合は AT 決定が困難となる場合が多い．

ケース L—補助人工心臓症例の離脱検討（図 6-12）

40 歳，男性．身長 186.3 cm，体重 83.5 kg．海外で生活していたが，初発の心不全で現地の病院へ入院した．拡張型心筋症による両心不全で循環不全を伴っており，PDE-Ⅲ阻害薬とカテコラミンを併用して治療を行った．しかし，強心薬依存状態

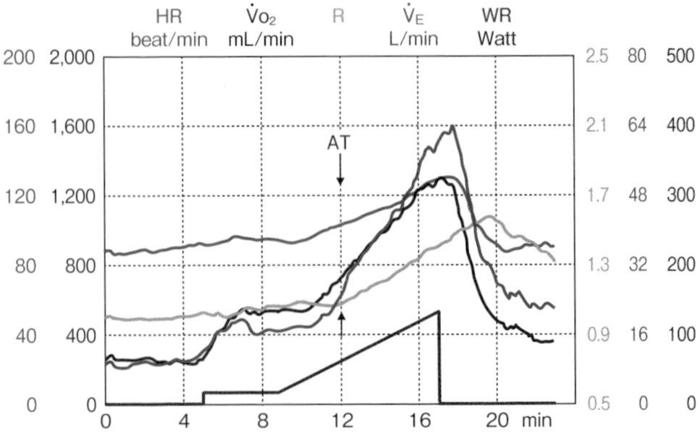

CPX の結果

体重（kg）	83.5
AT（mL/min/kg）	8.7（47）
Peak $\dot{V}O_2$（mL/min/kg）	15.7（51）
Peak O_2 pulse（mL/min/beat）	10.1（84）
Peak WR（W）	125（87）
$\dot{V}_E$ vs. $\dot{V}CO_2$ slope	34.6（131）
Min $\dot{V}_E/\dot{V}CO_2$	27.5（102）
⊿$\dot{V}O_2$/⊿WR（mL/min/W）	10.9
⊿HR/⊿WR（beat/min/W）	0.46（71）

※（　）内は基準値に対する割合：%

図 6-12　ケース L—補助人工心臓症例の離脱検討（20 W warm-up＋15 W ramp）

となり，現地にて左室補助人工心臓（LVAD：left ventricular assist device）挿入術を施行した．術後は循環動態の改善を認め，LVAD は挿入継続のまま，日本で加療継続の方針となり転院してきた．日本での LVAD 装着後の生活に対する不安が強く，サポートも十分ではないことから，離脱を検討するため CPX を施行した．なお，前医では CPX は行っておらず，今回の運動負荷は初回であった．

結果

現在，日常生活の労作で症状が出現しないとのことなので，プロトコールは, 20 W warm-up＋15 W ramp 法で検査を行った．

CPX の結果, AT は 8.7 mL/min/kg（基準値の 47%, 著明低下), peak $\dot{V}O_2$＝15.7 mL/min/kg（基準値の 51%，著明低下），$\dot{V}_E$ vs.

$\dot{V}CO_2$ slope は 34.6 と中等度上昇し（基準値の 131%），負荷に対する心拍出量応答の著明な低下が認められた．また，安静時心拍数が高く，負荷開始時の応答が減弱，さらに最高心拍数が低いなど，副交感神経活性低下による心拍数応答の低下（⊿HR/⊿WR = 0.46, 基準値の 71%）もみられた．総合的に判断すると，NYHA 身体機能分類としては classⅢ 相当で，日常生活ではさほど強い症状が出ないとのことであったが，客観的には極めて運動耐容能は低下しており，日常生活活動をかなり制限していると推測された．

考察

Fick の式を用い，最高負荷時の動静脈酸素含有量較差を 15〜16 と仮定すると最高心拍出量を推定できる．Faulkner ら[2]，Yamaguchi ら[3]，Koike ら[4]も，心拍出量を実測して酸素摂取量との関係を報告している．これらによれば，Peak $\dot{V}O_2$ = 1.35 L/min から計算すると，peak 時の心拍出量は 8〜10 L/min 程度となる．運動負荷中の LVAD の記録より，ポンプのサポートは安静時 3.5 L/分，最高負荷時 5.2 L/min（pump speed 5,600 rpm）であったため，患者自身の心臓の最高負荷時の心拍出量は 4〜5 L/min 程度であったことになり，健常例の安静時心拍出量と大差ない．当然，LVAD が入っていない場合には前負荷が増し，

Note

LVAD（左室補助装置）からの離脱条件

心臓移植適応のある重症心不全患者に対する埋め込み型左心補助人工心臓がわが国でも保険医療として行われている．一方海外では，移植を前提としない埋め込み型 LVAD の使用（DT：destination therapy）が 10 年以上前から行われている．わが国においても移植医療には深刻なドナー不足や，移植患者登録の増加などの問題があり，今後はわが国においても，移植を前提としない LVAD 使用に関しても議論が行われると思われる．そのような中で，LVAD 離脱の条件を科学的に構築していくことが，今後の DT を適切に行ううえでも非常に重要である．なお，LVAD 装着例の心機能の回復については Wever-Pinzon らが報告しており[6]，エコー所見，血行動態，CPX の結果を総合的に判断することを推奨している．

Frank-Staring 効果が効いて患者の心臓の心拍出量は増えると考えられるが，それにしても最高心拍出量は少ないと考えられる．LVAD がない場合での peak $\dot{V}O_2$ は $16.2 \times 4.5/9 = 8.1$ mL/min/kg と概算することができる．現在 peak $\dot{V}O_2 < 14$ mL/min/kg が移植検討，10 mL/min/kg 以下が予後不良との研究結果が報告されており，現時点での離脱は厳しいと考えられた．

●POINT!

現在 LVAD 離脱の条件は決まっていない．目安として，LVAD off の状態で Peak WR = 51 W 以上，peak $\dot{V}O_2$ 12.8 mL/min/kg 以上，$\dot{V}_E$ vs. $\dot{V}CO_2$ slope 34.5 以下等を指標にしていることが多い[5)]．しかし，すべてのパラメータが体格や年齢で大きく変動することから，参考値としての域を超えない．CPX を行えば，$\dot{V}O_2$ から心拍出量の予想がある程度可能となるため，今後の参考値の一つとしての利用が期待できる．

ケース M—先天性心疾患症例—努力不足（図 6-13）

22 歳，男性．身長 162 cm，体重 66 kg．ファロー四徴症で 3 歳時に手術を施行した（心室中隔欠損パッチ閉鎖術，右肺動脈形成術，三尖弁弁輪縫縮術，卵円孔閉鎖術，動脈管結紮術）．しかし，軽度の肺動脈弁狭窄と中等度の逆流は残存している．小児医療センターにかかりつけであったが，成人であることから今後の外来フォロー目的に当院へ紹介された．日常活動は通常どおりできており，呼吸困難感などの自覚症状はない．今まで CPX を行った経験はない．

結果

20 W warm-up + 10 W ramp 法で検査を行った．安静時より，単発の心室性期外収縮の出現を認めたが，負荷試験中には心室性期外収縮の連発や呼吸困難感などの自覚症状は認めなかった．AT = 14.8 mL/min/kg（基準値の 77%），peak $\dot{V}O_2 = 22.8$ mL/min/kg（基準値の 66%），$\dot{V}_E$ vs. $\dot{V}CO_2$ slope = 26.3（110%）最大仕事率 = 109 W であった．運動負荷中の動脈血酸素飽和度の低下は認めず，運動中の有意な右→左シャントはなかった．中止基準は呼吸困難感（Brog スケール = 17）であるが，$\dot{V}_E$ vs. $\dot{V}CO_2$

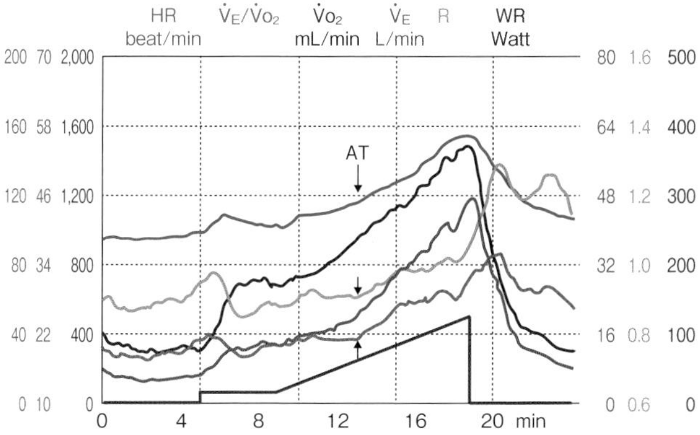

CPX の結果

身長（cm）	162
体重（kg）	65.9
AT（mL/min/kg）	14.8（77）
Peak $\dot{V}O_2$（mL/min/kg）	22.8（66）
Peak O_2 pulse（mL/min/beat）	9.57（70）
Peak WR（W）	109
$\dot{V}_E$ vs. $\dot{V}CO_2$ slope	26.3（110）
Min $\dot{V}_E/\dot{V}CO_2$	21.1（90）
⊿$\dot{V}O_2$/⊿WR（mL/min/W）	9.2
⊿HR/⊿WR（beat/min/W）	0.56
OUES	1,505（56）

※（　）内は基準値に対する割合：%

図 6-13　ケース M―先天性心疾患（20 W warm-up＋10 W ramp）

slope は正常であった．Peak のガス交換比 R は 1.03 であり，十分負荷がかけられているとはいえない．AT/ Peak $\dot{V}O_2$ も 64% と基準値の 52.9%（付録**表 1-5**）に比して高値であり，酸素脈も上昇を続けていることから負荷が不十分であった可能性が高い．

考察

先天性心疾患患者の場合，成人期に入ると小児科から循環器内科を紹介される．その際，現状の評価と今後の外来フォローのため，CPX が行われる．しかし，先天性心疾患患者は，幼少期から過度な運動制限を行われることや，過保護な環境で育てられることが少なくない．そのため，症候限界までいかないで検査を止めてしまう患者も多い．事前にこの検査の重要性をしっかりと説明して理解を得ておく必要がある．また，運動制限や不足が長期間続いているため，心肺機能低下よりも筋力低下が著しいことがある．レジスタンストレーニングを適切に組み合わせた心臓リハを検討していく必要がある．

CPX の注意点としては，シャントが残存している場合，運動負荷をかけることで血行動態が変化し，左→右シャントが右→左シャントに移行し，運動中の酸素化の低下がみられることがある（SpO_2 のモニターは必須である）．それぞれの病態に合わせ，安静時，運動時の血行動態を詳細に理解して，運動負荷中に起こり得る病態を理解しておく必要がある．

●POINT!

先天性心疾患患者における CPX では，症候限界まで負荷をかけられずに検査が終わってしまう可能性がある．幼少期からの過度な運動制限に加え，運動不足からの筋力低下が挙げられる．運動負荷が十分かけられたかどうかは，ガス交換比（R）が 1.15〜1.20 を超えることが 1 つの目安とされる．また，酸素脈が増加し続ける，peak R が 1.1 未満である，AT の低下は軽度であるにもかかわらず，AT/Peak $\dot{V}O_2$ 比が高いなども負荷不十分の所見である．

文献

1）Experience from controlled trials of physical training in chronic heart failure. Protocol and patient factors in effectiveness in the improvement in exercise tolerance. European Heart Failure Training Group. *Eur Heart J* **19** : 466–475, 1998.

2）Faulkner JA, et al: The cardiac output-oxygen uptake relationship of men during graded bicycle ergometry. *Med Sci Sports Exerc* **9** : 148–154, 1977.

3）Yamaguchi I, et al: Intersubject variability in cardiac output −02 uptake relation of men during exercise. *J Appl Physiol* **61** : 2168–2174, 1986.

4）Koike A, et al: Cardiac output-02 uptake relation during incremental exercise in patients With previous myocardial infarction. *Circulation* **85** : 1713–1719, 1992.

5）Imamura T, et al: Novel scoring system using postoperative cardiopulmonary exercise testing predicts future explantation of left ventricular assist device. *Circ J* **79** : 560–566, 2015.

6）Wever-Pinzon O, et al: Cardiac Recovery During Long-Term Left Ventricular Assist Device Support. *J Am Coll Cardiol* **68** : 1540–1553.

1. Peak $\dot{V}O_2$ や他の主な指標の基準値（成人）

プロトコールを選ぶとき，被験者の $\dot{V}O_2$ を予測することが必要である（**表 3-1**，p.30）．また Peak $\dot{V}O_2$ の評価を行う際にも基準値は必要である．日本人の Peak $\dot{V}O_2$ の基準値に関しては，1992 年に日本循環器学会が作成したもの[1] がある．しかし，60 歳以上の対象者として運動習慣のある例が多く参加したため，若い世代よりも良好な数値を示してしまい，高年者の基準値としては誤差が大きい．Peak $\dot{V}O_2$ の基準値については，2013 年に Itoh らが多施設共同前向き調査を実施したもの（**表 1-1，2**）[2] があるのでそれを使うべきである．ただし，この基準値は BMI が平均 22.0（17.6～28.4）の健常例を対象としているので，1 度以上の肥満例や痩せている例では，その解釈に注意する必要がある．

外国人での予測式は数多く報告されている（**表 1-3，4**）．これらを参考にする場合には，体格の差や対象の背景に注意する（軍人など）．たとえば，Hansen/Wasserman の Peak $\dot{V}O_2$ の予測式は，運動習慣を規定せず多くの米国シアトル市民[3] や肥満者を多数含む健常男性を対象としている[4, 5]．性，年齢，身長と予測理想体重が一次規定因子であるが，実測体重と理想体重の差で補正が行われている（**表 1-3，4**）．

表 1-1　自転車エルゴメータにおける基準値：peak $\dot{V}O_2$(mL/min/kg)

年齢	20～29	30～39	40～49	50～59	60～69	70～79	Total
男性	36.1	33.1	29.4	26.4	24.8	24.7	29.9
女性	30.0	29.7	27.0	24.4	22.7	20.8	26.5

（Itoh et al, 2013[2] の suppl. file より）

表 1-2　トレッドミルにおける基準値：peak $\dot{V}O_2$（mL/min/kg）

年齢	20～29	30～39	40～49	50～59	60～69	70～79	Total
男性	52.7	40.8	38.8	32.4	29.3	25.8	38.5
女性	35.3	33.4	31.6	30.3	26.3	26.9	30.7

（Itoh et al, 2013[2] の suppl. file より）

表 1-3　自転車エルゴメータを用いた成人男性の予測 peak $\dot{V}O_2$（L/min）の計算式

出典（国別）	peak $\dot{V}O_2$ 予測式
Inbar ら，1994 年[6]（イスラエル）	peak $\dot{V}O_2$＝0.9×(0.183＋0.0114×身長＋0.0172×体重－0.0227×年齢)
Itoh ら，1990 年[7]（日本）	peak $\dot{V}O_2$＝0.9×体重×(0.0521－0.00038×年齢)
Jones ら，1985 年[8]（Jones 1 予測式）（カナダ）	peak $\dot{V}O_2$＝－4.31＋0.046×身長－0.021×年齢
Jones ら，1985 年[8]（Jones 2 予測式）（カナダ）	peak $\dot{V}O_2$＝－3.76＋0.034×身長＋0.022×体重－0.028×年齢
Neder ら，1999 年[9]（ブラジル）	peak $\dot{V}O_2$＝0.702＋0.0098×身長＋0.0125×体重－0.0246×年齢
Gitt ら，2002 年[10]（ドイツ）	peak $\dot{V}O_2$＝－0.069＋0.01402×身長＋0.00744×体重＋0.00148×年齢－0.0002256×年齢×年齢
Hansen ら，2004 年[11] （Hansen/Wasserman 予測式） （米国）	理想体重＝0.79×身長－60.7 実測体重≧理想体重の場合：peak $\dot{V}O_2$＝0.0337×身長－0.000165×年齢×身長－1.963＋0.006×体重（実測－理想） 実測体重＜理想体重の場合：peak $\dot{V}O_2$＝0.0337×身長－0.000165×年齢×身長－1.963＋0.014×体重（実測－理想） （30 歳未満の成人は 30 歳として計算する）

〈単位〉peak $\dot{V}O_2$：L/min．身長：cm．体重：kg．年齢：歳．

（伊東，2017）[12]

表 1-4　自転車エルゴメータを用いた成人女性の予測 peak $\dot{V}O_2$（L/min）の計算式

出典（国別）	peak $\dot{V}O_2$ 予測式
Itoh ら，1990 年[7]（日本）	peak $\dot{V}O_2$＝0.9×体重×(0.0404－0.00023×年齢)
Jones ら，1985 年[8]（Jones 1 予測式）（カナダ）	peak $\dot{V}O_2$＝－4.93＋0.046×身長－0.021×年齢
Jones ら，1985 年[8]（Jones 2 予測式）（カナダ）	peak $\dot{V}O_2$＝－2.26＋0.025×身長＋0.01×体重－0.018×年齢
Neder ら，1999 年[9]（ブラジル）	peak $\dot{V}O_2$＝0.372＋0.0074×身長＋0.0075×体重－0.0137×年齢
Gitt ら，2002 年[10]（ドイツ）	peak $\dot{V}O_2$＝－0.588＋0.00913×身長＋0.02688×体重－0.01133×年齢－0.00012×年齢×年齢
Hansen ら，2004 年[11] （Hansen/Wasserman 予測式） （米国）	理想体重＝0.65×身長－42.8 peak $\dot{V}O_2$＝0.001×身長×(14.783－0.11×年齢)＋0.006×体重（実測－理想） （30 歳未満の成人は 30 歳として計算する）

〈単位〉peak $\dot{V}O_2$：L/min．身長：cm．体重：kg．年齢：歳．

（伊東，2017）[12]

表 1-5　日本人の peak $\dot{V}O_2$, AT, AT/peak $\dot{V}O_2$, Peak WR の基準値

A. 自転車エルゴメータ

【男性】	Peak $\dot{V}O_2$＝42.050－0.268×年齢 AT=21.41－0.994×年齢 AT/Peak $\dot{V}O_2$＝0.490+0.00178 Peak WR＝(3.55－0.02×年齢－0.465×protocol)×体重
【女性】	Peak $\dot{V}O_2$＝41.328－0.1869×年齢 AT＝19.24－0.068×年齢 AT/Peak $\dot{V}O_2$＝0.5338+0.001918×年齢 Peak WR＝(3.269－0.0167×年齢－0.465×protocol)×体重

B. トレッドミル

【男性】	Peak $\dot{V}O_2$＝61.0720.510×年齢 AT＝29.82－0.172×年齢 AT/ Peak $\dot{V}O_2$＝0.440＋0.00341×年齢
【女性】	Peak $\dot{V}O_2$＝40.67－0.811×年齢 AT＝22.21－0.070×年齢 AT/ Peak $\dot{V}O_2$＝0.5243＋0.00204

単位：$\dot{V}O_2$（mL/min/kg），AT（mL/min/kg），WR（Watt），年齢（歳），体重（kg），protocol（20 W/min＝0，10 W/min＝1）．
注：商業使用の場合は著者の許諾が必要．　(Itoh et al, 2013)[2]

筆者の施設で使用しているインターリハ社製の呼気ガス分析器（CPEX-1®）にはItohら[2]が作成した基準の計算式（**表 1-5**）が商業仕様の許諾を得たうえで組み込まれており，peak $\dot{V}O_2$を決定するとレポートに被験者の年齢に応じた基準値とそれに対するパーセントが自動的に記載される．

$\dot{V}_E/\dot{V}CO_2$ slope，Min $\dot{V}_E/\dot{V}CO_2$，OUESの基準値については，Ashikagaらの報告[13]により身長，体重の影響はほとんど受けないが年齢と性別の影響を受けるとされている（**表 1-6**）．$\dot{V}_E/\dot{V}CO_2$ slopeおよびMin $\dot{V}_E/\dot{V}CO_2$の値は，年齢とともに増加し，男性よりも女性で高い．また，OUESは年齢とともに減少し，男性のほうが女性よりも高い．

（田嶋明彦）

表 1-6　$\dot{V}_E/\dot{V}CO_2$ slope，Min $\dot{V}_E/\dot{V}CO_2$，OUES の基準値

$\dot{V}_E/\dot{V}CO_2$ slope の基準値

年齢	20～29	30～39	40～49	50～59	60～69	70～78	Total
男性	24.4±3.2	24.7±3.1	25.4±2.1	27.4±3.4	28.0±2.4	29.1±4.9	25.9±3.9
女性	25.6±3.2	25.8±2.6	26.8±3.8	25.9±4.0	27.4±3.7	30.2±3.0	26.5±3.7

Min $\dot{V}_E/\dot{V}CO_2$ の基準値

年齢	20～29	30～39	40～49	50～59	60～69	70～78	Total
男性	24.5±3.4	24.4±4.2	25.0±2.5	27.0±3.9	27.0±3.3	29.1±4.9	26.5±3.4
女性	27.0±2.8	26.8±2.4	27.9±2.4	27.6±3.4	28.4±2.9	31.4±1.4	27.7±3.0

OUES（oxygen uptake efficiency slope）の基準値

年齢	20～29	30～39	40～49	50～59	60～69	70～78	Total
男性	2640±498	2630±415	2304±285	2223±359	2253±415	2136±349	2396±450
女性	1991±315	1933±349	1818±347	1780±326	1691±306	1560±224	1828±346

（Ashikaga K, et al の suppl. File より）[13]

付録

文献

1）村山正博・他：日本循環器学会・運動に関する診療基準委員会　1990年度報告　日本人の運動時呼吸循環指標の基準値．*Jap Circ J* **56**：1514–1523，1993.

2）Itoh H, et al : Heart rate and blood pressure response to ramp exercise and exercise capacity in relation to age, gender, and mode of exercisein a healthy population. *J Cardiol* **61** : 71–78, 2013.

3）Bogaard JM, et al : Anaerobic threshold as detected from ventilatory and metabolic exercise responses in patients with mitochondrial respiratory chain defect. In: Tavassi L, DiPrampero PE, eds. Advances in Cardiology. The Anaerobic Threshold: Physiological and Clinical Significance. Basel: Karger; 1986.

4）Hill DW : The critical power concept. *A review. Sports Med* **16** : 237–254, 1993.

5）Oren A, et al : The role of exercise testing in impairment evaluation. *Am Rev Respir Dis* **135** : 230–235, 1987.

6）Inbar O, et al : Normal cardiopulmonary responses during incremental exercise in 20–To 70–yr–old Men. *Med Sci Sports Exerc* **26** : 538–546, 1994.

7）Itoh H, et al : Evaluation of severity of heart failure using ventilator gas analysis. *Circulation* **81** : II31–37, 1990.

8）Jones NL, et al : Normal standards for an incremental progressive cycle ergometer test. *Am Rev Respir Dis* **131** : 700–708, 1985.

9）Neder JA, et al : Prediction of metabolic and cardiopulmonary responses to maximum cycle ergometry: a randomized study. *Eur Respir J* **14** : 1304–1313, 1999.

10）Gitt AK, et al : Exercise anaerobic threshold and ventilatory efficiency identify heart failure patients for high risk of early death. *Circulation* **106** : 3079–3084, 2002.

11）Hansen JE, et al : Reproducibility of cardiopulmonary exercise parameters in patients with pulmonary arterial hypertension. *Chest* **126** : 816–824, 2004.

12）伊東春樹監訳：運動負荷試験とその解釈の原理．ジャパンハートクラブ，2017.

13）Ashikaga K, et al : Ventilatory efficiency during ramp exercise in relation to age and sex in a healthy Japanese population. *J Cardiol* (in press). https://doi.org/10.1016/j.jjcc.2020.07.008

2. 用語集

Aerobic：有酸素（有気的）

酸素分子が存在すること．酸素分子を利用する代謝過程を意味する．

Alveolar to arterial PO_2 difference〔$P_{(A-a)O_2}$〕：肺胞気－動脈血酸素分圧較差

理想（推定）肺胞酸素分圧（P_{AO_2}）と動脈血酸素分圧（Pa_{O_2}）の差．差が大きいことは肺での酸素交換の効率の悪さを反映する．

Alveolar ventilation（$\dot{V}_A$）：肺胞換気量

ある時点の動脈血二酸化炭素濃度において，代謝的に産生された二酸化炭素（CO_2）を取り除くのに必要な理論的肺胞換気．すべての肺胞における換気血流比を一定と仮定しているので，平均二酸化炭素分圧は動脈血二酸化炭素分圧（Pa_{CO_2}）に等しくなる．

Anaerobic：無酸素（無気的）

酸素分子が不足しているか，または不十分なこと．酸素分子を利用しない代謝過程を意味する．

Anaerobic threshold（AT）：嫌気性代謝閾値

有気的代謝による高エネルギーリン酸（PO_4）の産生に，無気的代謝による PO_4 の補充的産生が加わる直前の運動中の $\dot{V}O_2$ である．この時点より還元状態が低下し，乳酸（lactate）とピルビン酸（pyruvate）の比（L/P）が増加し，無気的代謝が行われている部位での乳酸の産生増加が始まる．AT 以上の運動においては，運動筋から流出する血液と身体の中枢の血液において，乳酸濃度と L/P 比が増加し，代謝性アシドーシスが生じ，産生された H^+ は重炭酸イオン（HCO_3^-）により緩衝される．ガス交換においても有気的代謝で産生される CO_2 に加え，HCO_3^- が緩衝することで CO_2 の産生がさらに増加するなどの特徴的所見が認められる．

Arterial to end-tidal P_{CO_2} difference〔$P(a\text{-}_{ET})CO_2$〕：動脈血呼気終末 CO_2 分圧較差

動脈血の平均二酸化炭素分圧と呼気終末二酸化炭素分圧（$P_{ET}CO_2$）の差．これは動脈の Pa_{CO_2} が $P_{ET}CO_2$ よりも高いときに正の値となる．差が大きくなることは通常，肺における CO_2 交換が不十分であることを示す．

Arterial-mixed venous O_2 content difference〔$C(a\text{-}v)O_2$〕：動静脈血 O_2 含有量較差

動脈血と混合静脈血の酸素含有量の差．通常，mL/dL または mL/L（O_2/血液）として表示する．

ATPS（ambient temperature，pressure and saturated with water vapor）

測定時の温度（たとえば，室温），大気圧（760 mmHg）および飽和水蒸気状態に変換したガス量．

Breath-by-breath：ブレス・バイ・ブレス法

生理的な値を 1 つの呼吸サイクルごとに測定して表示する方法．通常，積分した数値として表される．たとえば，分時換気量は L/min.

Breathing reserve（BR）：換気予備能

安静時に測定した最大換気量（MVV）と最大運動時の換気量との差．最高運動時において，換気量をさらにどれだけ増加しうるかを表す潜在的な予備能を表す．

BTPS（body temperature，pressure and saturated with water vapor）

体温（37℃），大気圧（760 mmHg）および水蒸気飽和状態に変換したガス量．

Carbon dioxide output（$\dot{V}CO_2$）：二酸化炭素排出量

単位時間あたりに体内から大気へ呼出された CO_2 の量．mL/min または L/min，STPD で表示される．これは，付加的な CO_2 が体内貯蔵から排出されるような状態（$\dot{V}CO_2$ 排出量は産生量よりも多い）や，CO_2 が体内貯蔵に加えられる（$\dot{V}CO_2$ 排出量は産生量よりも少ない）ような状態では，CO_2 産生量とは異なる．定常状態では，CO_2 排出量は CO_2 産生量に等しい．

Carbon dioxide production（$\dot{Q}CO_2$）：二酸化炭素産生量

体内の代謝過程によって産生されるか，体内の緩衝反応によって遊離されたCO_2の量．mL/min または L/min，STPD で表示される．

Cardiac output（$\dot{Q}$）：CO，心拍出量

単位時間当たりに心臓から駆出される血流量．通常，L/min で表示される．これは 1 回拍出量の平均値と心拍数（beats/min）の積である．

Constant work rate test：一定仕事率運動負荷試験

被験者が一定の仕事率で運動を行う負荷試験．

Dead space or physiological dead space（V_D）：死腔量または生理学的死腔量

肺には取り込まれるが，ガス交換には関与しない理論的なガス量．残りの肺胞の容量（すなわち，肺胞換気量）は，均一の換気 / 血流比（$\dot{V}_{VA}/\dot{Q}$）をもっている肺腺房で構成されていると仮定すると，肺での平均二酸化炭素分圧（P_{CO_2}）は肺毛細管の血液の平均P_{CO_2}に等しい．したがって生理学的死腔量は，解剖学的死腔量（上気道，気管，気管支の容量）と肺胞死腔量の和である．この肺胞死腔量は，換気はしているが血液が灌流していない肺胞の理論的ガス量のことである．

Dead space-tidal volume ratio（V_D/V_T）：死腔換気率

1 回換気量に占める生理学的死腔量の割合．CO_2除去のための肺ガス交換の効率の悪さを示す指標である．

Diffusing capacity：拡散能

ガスの固有な伝搬圧により，肺胞 - 毛細管床を通過して取り込むガスの割合．単位時間当たり，圧較差当たりのガス量（mL/min/mmHg）として示される．これはまた，肺でのガス運搬の指標でもある．肺の拡散能力の測定のための試験ガスとしては一酸化炭素（CO）を用いるのが最も一般的であり，この場合の拡散能力はD_{LCO}で表される．

Diffusion defect：拡散不全

肺のガス拡散能力の異常．一般的には，拡散経路の長さが異常に増加したか，赤血球が肺毛細管床を通過するのに要する時間が非常に速くて，完全な拡散平衡に要する時間が不足しているかのどちらかを要因とする現象である．

End-tidal P_{CO_2}（$P_{ET}CO_2$）：呼気終末二酸化炭素分圧

呼気終末時に測定した呼気ガスのCO_2分圧．これは一般的には，呼吸の呼気相で測定したCO_2分圧の最高値である．

End-tidal P_{O_2}（P_{ETO_2}）：呼気終末酸素分圧

呼気終末時に測定した呼気ガスの酸素分圧．これは一般的には，呼吸の呼気相で測定した酸素分圧の最低値である．

Exponential：指数関数

ある変数の瞬間的な変化率が，定常状態や設定されたレベルからの「距離」に比例する過程．したがってこの変化率は，定常状態から離れているときには速く，定常状態に近づくにつれて徐々にゆっくりとなる．もしこの過程が指数関数的に起こるか，または理論的に指数関数的と推定できるならば，Exponentialは最終的に到達する値の1/e（e：自然対数）となるまでの時間で，約63％に相当する，すなわち収束値の37％以内までに近づくのに要した時間を応答の時定数（τ：time constant）とよぶ．時定数は次の式のようにhalf time（T1/2，半減期，収束値の50％に到達するのに要する時間）と相関する．「$T1/2 = 0.693 \times \tau$」．

F_{IO_2}：吸気酸素分画濃度

吸入する空気中に含まれている酸素分画濃度．

F_{EO_2}：呼気酸素分画濃度

呼出する空気中に含まれている酸素分画濃度．

F_{ICO_2}：吸気二酸化炭素分画濃度

吸入する空気中に含まれている二酸化炭素分画濃度．

F_{ECO_2}：呼気二酸化炭素分画濃度

呼出する空気中に含まれている二酸化炭素分画濃度．

F_{ETO_2}：呼気終末酸素分画濃度

呼気終末時に測定した呼気ガスの酸素分画濃度．

F_{ETCO_2}：呼気終末二酸化炭素分画濃度

呼気終末時に測定した呼気ガスの二酸化炭素分画濃度．

Fick method（for cardiac output）：（心拍出量測定のための）Fick法

肺での酸素摂取量と動脈血－混合静脈血酸素含有量較差から心拍出量を算定する方法．「心拍出量＝酸素摂取量（$\dot{V}_{O_2}$）×動静脈酸素含有量較差（$Q = \dot{V}_{O_2}/C(a\text{-}v)_{O_2}$）」．同じ原理を$Pa_{CO_2}$分圧に応用し，二酸化炭素排出量（$\dot{V}_{CO_2}$）を静動脈酸素含有量較差〔$C(a\text{-}v)_{CO_2}$〕で割っても心拍出量を求めることができる．

Gas exchange ratio（R）：ガス交換比

単位時間あたりの CO_2 排出量の酸素摂取量に対する割合．この比は組織における代謝性のガス交換だけではなく，酸素や特に CO_2 のガス貯蔵の一過性の変化を反映する．たとえば，過換気により過剰な CO_2 が体内貯蔵から排出されると，ガス交換比は代謝の指標である呼吸商の値よりも大きくなる．一方，低換気により CO_2 が体内に貯蔵されると，ガス交換比は呼吸商よりも小さくなる．

Half time（T I/2）：半減期

時定数（time constant）を求めるには，変数が指数関数的な変化を示すことが必要であるが，半減期は関数のいかんにかかわらず，収束値の半分へ達するのに要する時間として求めることができる．一般的に，半減期は定常状態に達する速度を反映する．

Heart rate reserve（HRR）：心拍数予備能

自転車エルゴメータやトレッドミルのような大筋群を用いる運動負荷試験において，予測最大心拍数と実際に到達した心拍数の差．

Ideal alveolar P_{O_2}：理想的肺胞酸素分圧

換気と血流が均衡を保ち，ガス交換が理想的に行われていると仮定したときの肺胞酸素分圧．

Incremental exercise test：漸増運動負荷試験

負荷を徐々に増す運動負荷試験．仕事率は通常一定時間ごと，たとえば3分ごと，1分ごと，15秒ごと，または連続的（直線的仕事率漸増負荷）に増加させる．

Lactate：乳酸塩

乳酸の陰イオン．

Lactate threshold（LT）：乳酸閾値

運動負荷中に乳酸の産生増加により，体の中枢の血液の乳酸濃度が増加し始める直前の酸素摂取量．

Lactic acid：乳酸

3炭素を有するカルボン酸（$CH_3CHOHCOOH$）で，ブドウ糖の酸化で生じる活性最終産物の1つ．ブドウ糖の酸化でピルビン酸（$CH_3COCOOH$）も生じるが，これはアセチル-CoAに変換され，さらに酸化される．乳酸とピルビン酸の相対的な量は，細胞質の酸化還元状態で決まる．酸化還元状態が低い場合，すなわち $NADH/NAD^+$ の比が高い場合，乳酸の産生が増加して解糖の継続に必要な NAD^+ の供給が維持される．乳酸の存在は無気的代謝のマーカである．

Lactic acidosis threshold（LAT）：乳酸アシドーシス閾値

運動負荷中，乳酸の産生増加のために動脈血中の標準重炭酸イオンが低下し始める直前の $\dot{V}O_2$．仕事率を漸増する運動負荷試験において，この時点以降は有気的代謝から予想される以上の CO_2 の産生，すなわち H_2CO_3 から分解した重炭酸イオンによる乳酸の緩衝で生じた CO_2 の産生が加わる．

Laminar flow：層流

流体（気体もしくは液体）の流れが，どの面に対しても均一な方向である状態．この状態において，流体は流れの方向に対して平行な層状となっている．この状態では，上流と下流の2点間の圧較差は流量に比例し，抵抗に反比例する．

Maximal $\dot{V}O_2$（$\dot{V}O_2max$）：最大酸素摂取量

仕事率が増加している状態で，被験者が努力を継続しているにもかかわらず，酸素摂取量がこれ以上増加しなくなった状態で得られる酸素摂取量の最大値．仕事率の増加にもかかわらず，酸素摂取量のプラトーを認めるのが特徴である．

Maximum exercise heart rate：最高運動心拍数

最大努力が行われたと思われる特定の症候限界性運動負荷試験で得られた心拍数の最高値．

Maximum exercise ventilation：最高換気量

最大努力が行われたと思われる特定の症候限界性運動負荷試験で得られた分時換気量の最高値．これは通常，自転車エルゴメータやトレッドミルのような大筋群を用いる運動負荷試験で測定される．

Maximum voluntary ventilation（MVV）：最大換気量

肺の換気能力の上限．これは従来，短い時間内（たとえば12秒間）に最大努力で換気を行うことで測定し，「L/min，BTPS」で表示する．

MET(s)：代謝当量，メット（ツ）

メット（ツ）または代謝当量は，体重（kg）当たりの酸素摂取量の倍数である．この計算で使用される安静時代謝率は，通常

40歳，70 kgの白人男性の座位安静時の酸素摂取量平均である3.5 mL/min/kgである．この概念を適用する際の問題点は，実際には運動を行わず，トレッドミルでは傾斜や速度，自転車の仕事率を基にして計算されている場合があることである．さらに，誰の場合でも安静時酸素摂取量が3.5 mL/min/kgであると仮定している点も問題である．

Minute ventilation（$\dot{V}_I$ or $\dot{V}_E$）：分時換気量

1分当たりに体内に吸入した，または体内から呼出した空気の量．通常の体温（37℃），大気圧（760 mmHg）および水蒸気飽和状態（BTPS）で表示する．

Mixed venous blood：混合静脈血

体内の各器管から還流した静脈血を流量依存性に混和して得られた血液．通常，肺動脈から採取した血液は混合静脈血と考えられる．

Mixed venous O_2 or CO_2：混合静脈血酸素または二酸化炭素

全身の組織から還流し，右心で完全に混和された血液のO_2，CO_2の分圧あるいは含量．一般的には肺動脈血中のO_2，CO_2の濃度あるいは分圧がそれに相当する．

Mixing chamber：混合槽

混合した呼気ガスの平均的な値を推定するために，死腔と肺胞のガスを混合する装置．これは数回の呼吸を小さな空間に溜めるものである．混合呼気ガス濃度は，この空間の下流で測定される．

Oximeter：オキシメータ

透過法または反射技術を用いてヘモグロビンの酸素飽和度を測定する装置．直接法では，血液サンプルを用いて測定する．間接法では，耳たぶや指など，血液が皮膚の近くを通り毛細管で酸素をほとんど失うことなく流れている部位で測定する．したがって，この部位で得られた値はおおむね動脈血の値を反映している．パルスオキシメータの項（p.173）を参照．

Oxygen consumption（$\dot{Q}_{O_2}$）：酸素消費量

単位時間当たりに体内の代謝過程で消費された酸素量．単位は「mL/min」または「L/min，STPD」で表示する．

Oxygen content（C_{O_2}）：酸素含有量

既知量（L, dL, mL）の血液中に含まれている酸素量（STPD）．

付録

これはヘモグロビンと結合している O_2 と血漿中に生理的に溶解している酸素の大部分を含む.

Oxygen debt：酸素借（酸素負債）

運動後の回復期において，安静時の値以上に摂取された酸素量.

Oxygen deficit：酸素不足

運動を開始してから，運動に必要な総エネルギー量に相当する酸素量と，大気から体内に取り込まれて利用された酸素量の差.したがってこの酸素不足は，中等度の運動においては，運動開始時の高エネルギーリン酸貯蔵の不足と体内の酸素貯蔵の差を意味する．強いまたは非常に強い運動においては，無気的代謝過程におけるエネルギー当量の酸素不足も含む.

Oxygen delivery：酸素輸送

単位時間当たりの組織に輸送される酸素量．動脈血の酸素含有量と組織への血流量の積である.

Oxygen pulse：酸素脈

酸素摂取量を心拍数で除したもの．これは1心拍で運搬された O_2 のうち，組織が取り込んだ量を意味する.

Oxygen uptake（$\dot{V}O_2$）：酸素摂取量

単位時間内に吸気ガスから体内に取り込まれた酸素量．単位は「mL/min」か「L/min」，STPDで表示する．これは，体内貯蔵に加わった，または体内貯蔵から利用された O_2 があるときには酸素消費量と異なる．定常状態では，酸素摂取量は酸素消費量に等しい.

Phase Ⅰ：第Ⅰ相

運動開始後，運動筋での代謝産物が肺に到達するのに要する時期．第Ⅰ相においては，肺毛細管床を通過する混合静脈血の組成に変化はみられない．第Ⅰ相は，代謝が増加した部位からの血液の到達の時間的遅れに起因する．通常，第Ⅰ相は約15秒間で急激に肺血流量が増加する時期である.

Phase Ⅱ：第Ⅱ相

運動開始後に，運動筋から還流する血液の変化に起因して混合静脈血ガス濃度が変化している時期．第Ⅱ相は第Ⅰ相の終わりから定常状態に達するまで続き，ガス交換が刻々と変化する「動的時相」を反映している.

Phase Ⅲ：第Ⅲ相

運動負荷中のガス交換における定常状態の時期．中等度以下の運動負荷においては，混合静脈血ガス濃度が一定となった時相である．強い運動における第Ⅲ相の酸素摂取量は，おそらくは乳酸の代謝と関係し，徐々に増加する．

Physiologic dead space：生理学的死腔量

解剖学的死腔〔気道のうち，解剖学的に肺胞が存在しないためガス交換には直接関与しない，鼻腔から終末細気管支までのスペースのことをいう．健常成人ではこの解剖学的死腔の量は，1回換気量の30%程度を占めている（150mL程度）〕に肺胞死腔を加えたもの．

Pneumotachograph：呼吸気流計

ガス流量の測定に用いる装置．気体の流れの中で，圧較差を生じさせる仕切りからなっている．その圧較差から流速を計算する．呼吸量は流速を積分することで求めることができる．

Power：パワー

単位時間内にどれだけの仕事が行われているかを表す物理量．単位はワット（W）．

Pulse oximeter：パルスオキシメータ

分光光度法とパルスプレチスモグラフィの組み合わせで，動脈血酸素飽和度を非観血的に測定する装置．パルスオキシメータのプローブは耳たぶ，指尖または前額に貼付されるように設計されている．

Pulse pressure：脈圧

収縮期血圧と拡張期血圧の差．

R：ガス交換比（gas change ratio）

体内に取り込まれた O_2 と，体外に排出された CO_2 の比．

Ramp exercise test：直線的漸増運動負荷試験

仕事率が連続的に一定の割合（たとえば，10 W/min）で増加する運動負荷試験プロトコル．Incremental exercise test（漸増運動負荷試験）（p.169）を参照．

Response time：応答時間

一定の大きさのシグナルに対する，装置やシステムの反応の速さを示す用語．たとえば矩形波の入力に対して，出力が一定となるのに要する時間である．time constant（時定数），あるい

付録

は最終値の90%の値に達するのに要する時間で表される．

Respiratory quotient（RQ）：呼吸商

酸素消費量に対するCO_2産生量の比．この比は細胞における代謝性のガス交換を反映し，細胞のエネルギー産生に用いられる基質の種類（炭水化物，脂肪酸，およびアミノ酸）の割合によって決定される．

Set-point：セットポイント

制御系理論で用いられる用語で，系の出力に制御されている変数のある特定の値を反映している．たとえば，CO_2のセットポイントは，動脈血二酸化炭素分圧を制御する，ある一定のレベルと考えられている．動脈血のPa_{CO_2}は，換気量を変化させることでその出力（$\dot{V}_{CO_2}$）を調整するので，比較的一定のレベル（すなわちセットポイント）に保たれている．

Steady state：定常状態

生理的なシステムにおいて，機能的な需要と単位時間当たりの出力が均衡すること．定常状態に達するまでの時間はシステムによって異なる．たとえば，一定仕事率の運動負荷開始後において，CO_2排出量や換気量よりも酸素摂取量は目に見えて速く定常状態に達する．しかし，システムが定常状態に達したと判断するには一定の値が得られるだけでは不十分である．もしシステムがその出力の限界に達し，（酸素摂取量が最大に達した場合など）その結果として出力が一定となった場合には定常状態ではない．この場合，システムは定常状態ではなく，限界状態である．

STPD（standard temperature pressure and dry）

ガス量を標準の温度，気圧，水蒸気のない標準状態に変換して表すこと．標準状態とは，「温度0℃，気圧760 mmHg，湿度0%」の状態である．

Stroke volume：1回拍出量

左心室あるいは右心室から，1心拍で拍出される血液の量．

Sustainable work rate：持続可能な仕事率

労働，レクリエーション活動，または検査室における運動で，十分な時間，持続することが可能な仕事率を表す相対的用語である．それゆえ持続可能な仕事率において，被験者は要求された時間内に疲労によって休息をとる必要はない．

Thermodilution blood flow measurement：熱希釈法による血流測定

指示薬希釈法の1つで，既知の温度（通常0℃）の生理的液体を右心房などの血液の流れの中に一気に注入し，肺動脈など下流において混合された血液の温度を測定する方法．冷却した液体の注入は下流において血液の温度を下げ，その程度は血流量に依存している．熱希釈心拍出量測定は通常，サーミスタの先端につけられた肺動脈カテーテル（Swan-Ganz型）を用いて行う．

Tidal volume to inspiratory capacity ratio（VT/IC）：1回換気量/最大吸気量比

1回の呼吸で実際に呼出された呼気量と，潜在的に呼出しうる空気量の比．後者は最大吸気量に対する呼気終末の肺容量から算出される．したがって，これは潜在的な最大吸気量に対する，特定の呼吸に対する呼気量の比率を反映している．

Transducer：変換器，トランスデューサ

エネルギーをある形から別の形へ変換する装置．たとえば，圧変換器は液体の圧力を電気信号に変換する装置．これによって波形を分析し，表示や記録が可能となる．

Turbulent flow：乱流

流体（気体もしくは液体）の流れが特徴的な渦や流れの乱れを形成したり，流体の一部が反対方向へ向かったりする状態．そのため一定の流量を得るには，余分なエネルギーが必要となる．乱流の条件下では流量と圧力との関係は非線形となる．

V-slope method：V-slope法

同じスケールで酸素摂取量に対する二酸化炭素排出量をプロットすることにより，嫌気性または乳酸アシドーシス閾値を決定するための方法．乳酸を重炭酸塩が緩衝することで増加する二酸化炭素排出量の変化から，仕事率漸増負荷中の乳酸アシドーシスの開始点を検出する方法．

$\Delta\dot{V}O_{2\,(6\text{-}3)}$：一定仕事率負荷の酸素摂取量の6分値と3分値の差

中等度の運動負荷において健常例では，酸素摂取量は通常3分以内に定常状態に達する．この場合，$\dot{V}O_{2(6\text{-}3)}$ は「0」である．$\Delta\dot{V}O_{2(6\text{-}3)}$ が正の場合は，運動に対して酸素摂取量の非定常状態が続いていることを意味し，通常は，疲労を生ずる運動であることを示す．

⊿$\dot{V}O_2$/⊿WR：仕事率の増加に対する酸素摂取量の増加の比

仕事率が上昇する過程での酸素摂取量増加の割合，負荷に対する心拍出量応答を示す．

Wasted ventilation（$\dot{V}_D$）：無効換気量

計算で求めた肺胞換気量と実測した分時換気量の差．生理学的死腔換気量として知られる．この用語は，肺胞毛細管でのガス交換に関与しない換気量を反映し，$\dot{V}_D$ と f（呼吸数）の積に等しい．

Work：仕事

質量を有する物体に対し，その位置を変化させるのに働く力を物理的に定量化したもの．力は働くが動作を伴わないような条件下（たとえば等張性収縮）では，代謝性のエネルギー消費は増加するが仕事はなされない．単位は J（ジュール），kg・m^2/sec^2 で表される．

Work rate（WR）or power：仕事率，パワー

外部に対し仕事が行われる割合，単位時間当たりの仕事を反映する．通常，W（ワット）〔kg・m^2/sec^3，または J（ジュール）/sec〕，もしくは kp（キロポンド）・m/min で表される．1 W は 6.12 kp・m/min に等しい．

（田嶋明彦）

索　引